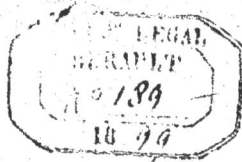

CONTRIBUTION A L'ÉTUDE

DU TRAITEMENT

DES TUMEURS BLANCHES

I0031081

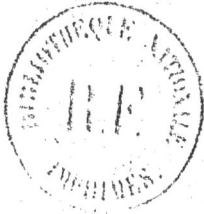

PAR

Pierre-Marie DUFOUR

DOCTEUR EN MÉDECINE

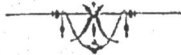

MONTPELLIER

IMPRIMERIE Gustave FIRMIN et MONTANE

Rue Ferdinand-Fabre et quai du Verdanson

MDCCCXCIX

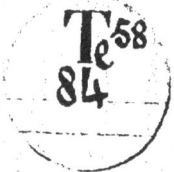

CONTRIBUTION A L'ÉTUDE

DU TRAITEMENT

DES TUMEURS BLANCHES

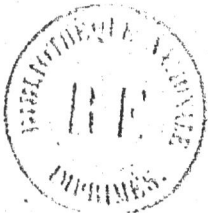

PAR

Pierre-Marie DUFOUR

DOCTEUR EN MÉDECINE

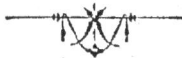

MONTPELLIER

IMPRIMERIE Gustave FIRMIN et MONTANE

Rue Ferdinand-Fabre et quai du Verdanson

—

MDCCCXCIX

Je remercie profondément M. le Professeur Estor des conseils qu'il m'a donnés, et dois à sa bienveillance plusieurs des observations publiées dans le cours de cette thèse.

Je remercie de même M. le Professeur Roux des renseignements pleins d'intérêt qu'il a mis à ma disposition.

P.-M. DUFOUR.

Je ne puis quitter le sol de cette noble et généreuse France sans remercier aussi bien sincèrement les autres Maîtres que j'ai eu le bonheur d'entendre dans le cours de mes études.

Auprès de tels maîtres, l'exil ne pouvait que me paraître bien doux.

Il le fut !

P.-M. DUFOUR

INTRODUCTION

La question du traitement des tumeurs blanches est encore loin d'être élucidée..., malgré les nombreux essais ou travaux faits en la matière.

En effet, nous verrons, dans la suite de notre étude, l'immobilisation si réputée de jadis tour à tour prônée ou critiquée.

Cela doit nous donner à réfléchir, quand on songe que les chirurgiens éminents soutiennent l'une ou l'autre théorie, et se prévalent également de brillants résultats obtenus.

Mais, à l'heure actuelle, — malgré ses mérites incontestés, — ce système thérapeutique des anciens paraît être de plus en plus délaissé.

La cause de cet abandon ? Les trop nombreux cas d'insuffisance et la lenteur d'un tel traitement.

Ainsi, dans la seule clinique de M. le professeur Estor, en l'espace de quelques années, de nombreux échecs ont été enregistrés. Nous en relaterons plusieurs dans nos observations.

De plus, nous voyons des chirurgiens de la valeur des Lucas-Championnière, en France ; de Roux, à l'étranger, s'élever avec force contre cette pratique d'immobiliser toute arthrite tuberculeuse, même au début !... Et ils l'accusent non seulement d'être insuffisante, mais nuisible.

La découverte de Koch ne devait pas tarder, elle aussi, à

influer sur l'évolution de cette thérapeutique en nous faisant connaître, avec l'origine microbienne de ce mal, d'autres moyens plus prompts à l'enrayer ou le supprimer... parfois.

Nous verrons donc remplacer la contention absolue par les injections intraarticulaires qui ont, entre tant d'avantages sur elle, celui d'agir directement sur le bacille, cause du mal.

C'est donc à cette étude comparative entre ces divers procédés opératoires, mais spécialement entre l'immobilisation et les injections, que nous allons nous consacrer.

Ne pouvant juger nous-même des résultats d'une thérapeutique nouvelle, thérapeutique que nous n'avons vu appliquer que bien rarement, n'ayant pu, en outre, suivre les personnes ainsi traitées, nous nous baserons, — pour ce travail et conclure à son efficacité, — sur l'opinion d'autrui... les nombreux mémoires ou brochures parus à ce sujet.

Mais avant d'entreprendre cette étude, nous croyons de notre devoir, — en présence de la confusion qui règne dans la terminologie médicale, — de définir ce que nous entendons par tumeurs blanches... afin d'éviter tout malentendu.

N'oublions pas d'avertir, dès maintenant, que nous ne voulons étudier ici que seules, les manifestations tuberculeuses du genou et du pied.

CONTRIBUTION A L'ÉTUDE

DU TRAITEMENT

DES TUMEURS BLANCHES

PREMIÈRE PARTIE

CHAPITRE PREMIER

DÉFINITION

« Il n'y a pas longtemps encore, écrit Kirmisson, l'étude des maladies chroniques des articulations présentait un véritable chaos. Sous le nom général de *tumeurs blanches*, qui n'éveille à l'esprit aucune idée pathogénique, on décrivait les maladies articulaires relevant des causes les plus diverses, depuis l'arthrite d'origine blennorrhagique jusqu'à l'arthrite de nature rhumatismale et tuberculeuse...

» Plus tard, un progrès fut réalisé quand on chercha à faire de la fongosité l'élément caractéristique des affections que nous étudions en ce moment.

» Arthrite fongueuse devint, dès lors, synonyme de tumeurs blanches. Mais l'analyse n'était pas encore poussée assez loin, car nous savons, en effet, à l'heure actuelle, que le tissu fongueux ne saurait être considéré par lui-même comme spécifique.

»En effet, à côté de fongosités développées autour d'un séquestre, d'un corps étranger, il en est qui se montrent dans le cours
des arthrites rhumatismales chroniques, d'autres enfin (et
c'est le plus grand nombre), qui sont, soit tuberculeuses...»
soit, parfois toute cette série d'arthrites d'origines diverses :
infectieuse ou toxinique, parasitaire ou virulente. Mais leur évolution est-elle identique ?

Or, que dit Ollier ? « Les traumatismes, le rhumatisme, la
syphilis, — les deux premiers surtout, — donnent souvent lieu
à des processus inflammatoires chroniques aboutissant peu à
peu à la suppuration de l'article, à la destruction de ses éléments, etc... » comme la tuberculose.

Avant, l'on était donc trop absolu en établissant une iden-
tité de nature entre la tuberculose pulmonaire et l'affection fongueuse ou tumeur blanche des articulations.

Mais depuis, grâce aux mémorables recherches et expériences des Villemin, Lebert, Klebs et Fox, etc., sur la nature
virulente de l'affection tuberculeuse et à la découverte de
Koch, ainsi qu'aux travaux de Virchow, Langhans et Rind-
fleisch, Koster et Cornil, qui démontrèrent histologiquement
l'existence de la tuberculose articulaire, on put différencier
ces diverses arthrites jusqu'alors confondues.

Définissons donc tout d'abord cette affection que nous voulons traiter.

Qu'est-ce, pour nous, qu'une tumeur blanche ? cette « white
swelling » de Wisemann ?

Reclus la définit ainsi : « Une arthrite chronique caracté-
risée par la production de fongosités, la tendance à la suppuration, l'envahissement progressif de tous les tissus de la
jointure, lésions dont la conséquence dernière est la perte des
fonctions du membre. » Et plus loin, dans la discussion d'origine, il a soin de rejeter les arthrites non engendrées par le
bacille de Koch.

De l'autre côté de l'Océan, nous voyons H. Taylor définir ainsi : « La tumeur blanche est une affection suppurative commençant généralement dans une épiphyse ou la synoviale avec tendance à envahir tous les tissus de l'articulation. » Lui aussi rejette toute arthrite non tuberculeuse et fait tumeur blanche le synonyme de bacillose articulaire.

Donc, adoptant la manière de voir de Kirmisson, Reclus et de la plupart des chirurgiens, nous faisons, à notre tour, tumeur blanche synonyme d'arthrite tuberculeuse ou même fongueuse, selon Broca et tant d'autres, c'est-à-dire d'une arthrite due à l'infection par l'élément spécifique de la tuberculose. Nous avons dit, par le bacille de Koch.

Cette restriction faite, et avant d'aborder l'historique du traitement, essayons d'étudier quelques unes de ces arthrites ayant certaines analogies, d'en établir brièvement le diagnostic différentiel afin de pouvoir éliminer, dans la suite de notre sujet, toute arthrite non tuberculeuse et nous faciliter ainsi notre tâche quand il faudra discuter si la tumeur blanche (d'origine tuberculeuse) peut ou non être guérie par la seule immobilisation.

CHAPITRE II

DIAGNOSTIC ET SYMPTOMATOLOGIE

A. Caractères généraux : douleurs (irradiées par névrite de voisinage), déformations de la jointure, attitude vicieuse du membre, spasmes musculaires réflexes, atrophie musculaire (due selon Vulpian, Raymond et Charcot, à une névrite réflexe), limitation ou anomalies des mouvements de la jointure atteinte; choc rotulien ou non, troubles trophiques.

B. Caractères spéciaux : a) tumeur blanche (gono ou tarso-tuberculose étudiée par Cornil, Chandelux, Nicaise, Sonnenburg, etc.), douleurs exagérées par le choc des surfaces articulaires et les mouvements imprimés. Frottement ou crépitation au début, par lésions de ces surfaces, difficulté de la marche.

Puis douleurs nocturnes plus vives, accompagnées souvent de spasmes chroniques des muscles (Kœnig). Fluctuation ou pseudo-fluctuation, suivant volume des fongosités, tendance à suppuration, d'où abcès arthri ou ossi-fluents de voisinage, fistules, etc. Enfin, souvent, coïncidence d'autres manifestations tuberculeuses, tares héréditaires.

Contractures musculaires bien étudiées par Luecke et pouvant amener des subluxations tibiales, en arrière le plus souvent (Sonnenburg), au pied, la flexion plantaire (Bonnet).

Veut-on un diagnostic sûr pour savoir si l'on se trouve réellement en présence d'une arthrite tuberculeuse ? Nous ne ferons que relater ces phrases puisées dans le *Traité des Maladies de l'enfance*, des professeurs Comby, Grancher et Marfan : « Mais quelles sont l'origine et la nature de cette arthrite? C'est encore la pression localisée, exercée surtout avec insistance et méthode sur la partie interne de l'épiphyse tibiale, qui fournit la réponse à la première question, et si cette réponse a été positive, la deuxième question est jugée par cela même ; chez l'enfant, la tuberculose est presque la seule cause possible d'une arthrite à point de départ osseux ! »

La tumeur blanche peut être confondue à un examen précipité avec une foule d'affections articulaires, mais spécialement avec les arthrites suivantes :

b) Syphilitique (étudiée par Hutchinson, Richet, Landerer et Bardeleben, etc.) Mais ici, rechercher les autres accidents spécifiques, stigmates indélébiles de l'infection vénérienne. Commémoratifs. Intégrité viscérale. Quant aux lésions locales articulaires, souvent dépôts scléro-gommeux périsynoviaux et juxta-articulaires. Indolence, suppuration moins rapide. (Monastirky). Absence de fièvre selon Richet. Douleurs nocturnes exagérées. Effets du traitement spécifique. « *Naturam morborum curationes ostendunt !* », a dit Senator.

c) Blennorrhagique (étudiée par Swiédaur, Musgrave, Fournier, Besnier et Kraske, etc.), mono-articulaire souvent, il est vrai. Toutefois, dans nombre de cas, plusieurs jointures ont été douloureuses au début. Commémoratifs. Causée par gonocoque de Neisser ou par infection secondaire, dépendant de colonies microbiennes de l'urèthre (Legrain), avec le gonocoque comme cause occasionnelle.

d) Hystérique ou arthrodynie du genou (de Charcot) : (étud. par Bœckel, Pitres, Féré, Mitchell, etc.) Signes d'hystérie, débuts brusques à la suite d'un accident ou d'une émotion vive. Facies mobile, etc. Douleurs plus superficielles variant

avec l'attention du malade, « ce qui montre bien son mécanisme psychique », ajoute Gilles de la Tourette. Surtout
hyperesthésie cutanée (Brodie). Contractures musculaires dispa-
raissant au sommeil ou sous le chloroforme. Mouvements
possibles alors. Absence d'abcès et d'élévation de température
locale (Paget). Au réveil, mode typique de réapparition des
phénomènes, selon Charcot : d'abord sensibilité cutanée, puis
douleurs articulaires, enfin contractures.

e) Rhumatismale, proliférante ou exsudative : (étud. par
Lobstein, etc.) Souvent début par frisson et mouvements
fébriles.

Atteinte de plusieurs articulations, simultanément, d'ordinaire, puis ensuite se localise sur une seule jointure. Pro-
cède par poussées successives et rarement avec marche continue.

Production d'un épanchement séreux plus ou moins abondant et dans formes sèches : craquements articulaires très
nets ainsi que déformations osseuses. Souvent indolence, ou
tout au moins intermittence dans douleurs, influencée par varia-
tion de température, écart de régime.

Examen des viscères, poumon ou cœur en particulier. Antécédents. Évolution différente selon Panas et Seeligmüller.
Chez enfants et adultes, rechercher lésions concomitantes du
cœur ou péricarde, lésions absentes très souvent selon Rosens-
tein) etc., lésions existant même dans les cas très légers,
d'après J. Simon.

Selon Marjolin, induration de synoviale sur cul-de-sac
supéro-externe du genou. Influence heureuse du salicylate de
Na, etc.

De toutes ces arthrites autres que la tuberculeuse, nous ne
retenons donc que la forme rhumatismale, celle qui se prête le
plus à confusion parce que plus fréquente et très analogue
par plusieurs de ses symptômes.

Nous voulons nous efforcer de discuter la question d'origine, après avoir décrit brièvement la manière de la différencier des vraies tumeurs blanches.

D'abord, l'arthrite rhumatismale, au dire de Lagrange, dégénère peu en fongosités, mais tend plutôt vers la forme sèche, proliférante et déformative.

Mais ici, nous ne devons pas oublier que la tuberculose, elle-même, nous forme une arthrite sèche. La radiographie peut nous rendre un grand service. Tandis que dans le rhumatisme, on constate sur le cliché « l'élargissement des épiphyses, dû à une soufflure générale du tissu spongieux avec disparition précoce des cartilages », dans la polyarthrite sèche tuberculeuses on trouve des ilots blancs épars dus à la raréfaction du tissu osseux par infiltration bacillaire : la disparition des cartilages est tardive.

Ceci dit, revenons aux formes communes et voyons si tuberculose et rhumatisme peuvent évoluer ensemble sur un même sujet.

L'arthrite d'origine soi-disant et exclusivement rhumatismale ne serait-elle pas plutôt une arthrite tuberculeuse à forme lente et sclérosante chez un individu atteint de ce vice : l'arthritisme ? ou le rhumatisme peut-il créer à lui seul la tumeur blanche ?

D'abord, l'arthrite rhumatismale peut-elle se greffer sur un individu de souche tuberculeuse ? Oui, selon la plupart des chirurgiens actuels et maintes observations.

Peut-elle, d'autre part, survenir même chez un tuberculeux avéré ? Oui, encore, à l'encontre de cette déjà ancienne théorie qui en faisait deux affections antagonistes.

Donc, rhumatisme et tuberculose, loin de se nuire réciproquement, peuvent très bien contaminer un même individu, une même jointure.

Certes, le rhumatisme peut avoir une influence heureuse

dans l'évolution quasi-naturelle de la tumeur blanche tuberculeuse vers la guérison, grâce à sa tendance aux néoformations
fibreuses. C'est l'opinion de Pl. Mauclaire entre autres. Jaccoud
et Hanot le disent aussi, et nous nous inclinons devant de
telles autorités : « dans l'arthritisme, la tuberculose subit plus
souvent la transformation fibreuse ».

Mais à dire que celles-là seules peuvent guérir par l'immobilisation, il y a loin. Nombreux sont les cas de tumeurs blanches uniquement tuberculeuses, guéries par cette méthode
conservatrice.

Nous nous taisons pour le moment, préférant effleurer ce sujet
dans le chapitre suivant, qui traitera l'état actuel de la question de l'immobilisation comme moyen thérapeutique.

Revenons au diagnostic.

Bien d'autres moyens nous permettent encore de trancher
cette question parfois si délicate du diagnostic. Citons-en
quelques-uns :

La recherche du bacille de Koch, l'agent nocif. Mais, nous
dira-t-on, ce bacille peut manquer dans le tiers des cas d'arthrites tuberculeuses avérées. Recourons alors aux injections
de matières fongueuses ; souvent, on parvient ainsi à inoculer
la tuberculose et les cultures produisent des zooglées (Malassez
et Vignal).

Pour Le Dentu, il s'agit, sans doute, de tuberculose atté-
nuée ; car, par inoculations en séries, ces auteurs purent retrou-
ver le bacille de Koch. Puis, l'on sait trop que les bacilles ne
sont pas toujours identiques à eux-mêmes, qu'il y a parmi eux
souvent polymorphie.

Donc, le moyen de poser un diagnostic précis entre ces
variétés d'arthrites est basé sur l'étude des antécédents héréditaires ou personnels, de la lésion, des inoculations et des
cultures, jusqu'au jour où nous pourrons ajouter celui du séro-
diagnostic.

Dans la plupart des cas, il nous sera facile de recourir à l'akidopéirastique, c'est-à-dire à l'exploration des parties profondes avec une aiguille à acupuncture.

Grâce à ces moyens d'investigation, ne devrons-nous pas un jour faire une part très large à ces arthrites pseudo-tuberculeuses chroniques avec suppuration et fongosités, engendrées par cette foule de bacilles autres que celui de Koch ou par leurs toxines ?

Durante a voulu nous en indiquer quelques signes. Mais, hélas ! ils sont pour la plupart insuffisants.

« La notion de cause jointe à l'inoculation et au séro-diagnostic viendront confirmer ou infirmer un diagnostic basé sur la forme et l'évolution des lésions et le facies ou l'examen extérieur, souvent trompeur, du malade. »

Ce vague actuel justifie la formule de Kœnig :

« Dans aucun cas la tuberculose articulaire ne suit une évolution typique.

» Qu'on s'en souvienne toujours en présence d'un malade.» Car ces arthrites d'origines variées réclament chacune sa thérapeutique appropriée. Et vouloir les traiter par un même procédé, c'est commettre une hérésie dangereuse.

Ceci dit, arrivons au chapitre destiné à l'étude de l'état actuel de la thérapeutique dans les tumeurs blanches.

CHAPITRE III

ETAT ACTUEL DE LA QUESTION DU TRAITEMENT DES TUMEURS BLANCHES

Nous ne nous attarderons pas à décrire longuement le traitement recommandé des anciens et même des chirurgiens du commencement de ce siècle, un résumé très bref de la thérapeutique
d'autrefois nous suffisant, car, en ces époques, on englobait
sous ce titre de tumeur blanche plusieurs autres arthrites qui
ne sauraient entrer dans notre sujet et qui, mieux que les
arthrites tuberculeuses, peuvent être influencées par l'immobilisation.

Partout, dans nos cliniques et nos traités classiques qui
reflètent la pensée des Maîtres, nous assistons à des débats
où lisons et voyons pratiquer ces méthodes les plus variées.

Avec Lister et Guérin, l'ère de l'antisepsie, avec elle la
suppression de bien des soucis, nous assistons à un vrai réveil,
pendant quelques années, de la chirurgie exérétique, à cette
belle évolution, pleine d'audaces et souvent de succès, que les
siècles précédents ne connurent pas, mais hélas ! aussi à des
revers dans cette « furia » opératoire.

On voulut donc tout opérer et cela dès le début. Et l'on
semble un temps renoncer aux préceptes de nos Maîtres de
l'antiquité et du moyen-âge. Mais les méthodes conservatrices,
à la suite de plusieurs insuccès et des résultats trop souvent
désastreux, reprirent bientôt leur revanche.

Maintenant ils sont nombreux, chirurgiens des deux mondes, qui, moins impatients, espèrent guérir leurs malades, non point grâce à une intervention sanglante, mais par l'immobilisation tant vantée de jadis.

« *Chi va piano va sano e sicuro* » dit un proverbe italien ! Souvent, en effet.

Nous allons donc essayer de prouver que l'immobilisation n'est pas morte encore en tant que manuel curateur, qu'elle jouit même d'une grande faveur auprès des chirurgiens actuels.

Procédons par ordre chronologique et inscrivons en tête de cette pléiade illustre de chirurgiens français le nom de ce professeur lyonnais : A. Bonnet. Nous lui devons un appareil pour la contention. Sans être un fanatique de l'immobilisation (loin de là, puisque déjà il se servait de méthodes qui, en cette fin de siècle, semblent devoir reléguer tout derrière elles), il recourait cependant, et cela très souvent, à ce moyen, surtout au début.

Y avait-il abcès ? Alors ce maître préférait recourir aux ponctions suivies d'injections, ces injections que quelques-uns croient n'être que d'hier.

Bonnet ne se contente pas de rechercher un moyen sûr de thérapeutique ; il étudie la question et crée le mot de diathèse fongueuse pour peindre cette prédisposition. Il nous en laisse une étude approfondie ainsi qu'un traitement qui peut parfois nous paraître audacieux pour l'époque.

Sur la question du traitement, Bonnet ne craint pas de s'étendre dans son ouvrage. Avec Hufeland, il recommande d'abord de ne pas oublier le traitement général qui doit être un auxiliaire puissant, puis il divise le traitement local suivant : 1° qu'il y ait une fongosité sans suppuration ni trajet fistuleux ; 2° abcès avec fongus ; 3° fistules. Il conseille de ne pas laisser le membre immobilisé, si aucune inflammation aiguë ne persiste. Malgaigne et Teissier en cela sont d'accord.

Il conseille, en outre, de régler, mais non de suspendre la fonction des articulations malades. Il préconise à cette période les frictions et la révulsion, comme Jobert de Lamballe.

Si nous nous trouvons en présence d'un abcès : ponction et injection.

« Tant que j'ai cru, écrit plus loin Bonnet, avec la plupart des auteurs classiques, que le repos de l'articulation et le séjour au lit étaient nécessaires à la guérison des tumeurs fongueuses, il me semblait que les exigences du traitement local ne pouvaient être satisfaites en même temps que celles du traitement général qui réclame l'exercice. Aujourd'hui, nous savons combien il est utile de faire exécuter des mouvements dans les arthropathies, du moins lorsqu'il n'y a pas inflammation aiguë ou qu'on n'a pas besoin d'obtenir l'ankylose.

» Nous comprenons qu'on peut remplir tout à la fois les indications que présentent l'état de la constitution et celui de l'articulation malade, etc. »

Aussi recommande-t-il les mouvements alternatifs de flexion et d'extension qui doivent être opérés une ou deux fois par jour, pendant cinq minutes au moins, en exerçant la jointure doucement et graduellement.

Il se préoccupe ensuite de l'avenir du membre malade. « Après les inflammations aiguës des articulations, il n'est pas de maladies des jointures dans lesquelles il faille veiller avec plus de soin à la position des membres, que dans les tumeurs fongueuses : pour éviter une attitude vicieuse, une ankylose nuisible, etc. »

Nous lui devons un appareil immobilisateur et un autre de traction continue pour lutter contre la contracture et les mauvaises attitudes du membre. Il s'inspira de l'appareil de Fabrice de Hilden. Le sien donna ensuite naissance à ceux de Raspail, Eulenburg et tant d'autres.

Ce nom de Bonnet est donc à jamais inséparable du sujet que nous devons traiter.

Gerdy, Desault, Bichat, Boyer et Dupuytren déjà, recommandaient, en leur temps, le repos absolu et l'immobilisation comme moyen le plus favorable à la résorption des produits morbides, etc. « Les tissus blancs périarticulaires » pour emprunter l'expression de Gerdy, « se rétractent peu à peu. » Barthez? non, il faisait marcher ses malades, espérant par ce mécanisme aider la résorption et la régression des tissus morbides tout en luttant efficacement contre l'atrophie musculaire.

Teissier, de Lyon, combattit de son côté l'immobilisation, l'accusant de causer des désordres graves dans les articulations.

Malgaigne n'en est non plus point partisan. L'immobilisation produit l'atrophie et la dégénérescence des muscles, selon lui. Il l'emploie toutefois et nous donne quelques indications bien nettes pour sa durée. « N'ôtez l'appareil que si aucune douleur n'est ressentie par la pression ou les mouvements. Essais progressifs et lents dans l'emploi du membre malade. »

Bouvier et Verneuil, en ceci, sont du même avis.

« Je n'ai pour guide dans la suppression graduelle de l'immobilisation que la cessation graduelle des symptômes, et ce n'est que sous forme d'essais progressifs et avec une sage lenteur, que l'on doit procéder à la suppression des moyens contentifs. » Nous citons là un passage du traité de Bouvier sur les maladies articulaires.

Avec eux, presque tous les chirurgiens.

Pour Follin, l'immobilisation est la première condition à remplir. Esmarch, en Allemagne, émettait le même principe, avant 1861... et de plus, y joignait l'application du froid.

Mais depuis, modifiant quelque peu sa méthode, il crut

:voir adopter le procédé de Bier. Ce procédé s'appuye sur la remarque suivante de Rokitanski : un certain degré d'immunité vis-à-vis de la tuberculose se manifeste chez certains cardiaques, grâce à la stase veineuse consécutive.

La cure? « par hyperhémie veineuse ou accumulation de sérum dans les parties atteintes? ou par « auto-tuberculinisation. » Mais ici, le traitement dure des mois... et l'on doit de plus, ne jamais oublier de changer chaque jour de place la bande élastique posée à la racine du membre et modérément serrée jusqu'à obtention de la cyanose et de l'œdème. Et cela, afin d'éviter des ulcérations et l'atrophie musculaire. Ce procédé a encore un autre inconvénient : celui d'être douloureux.

Peu de chirurgiens paraissent s'en servir. Parmi eux, Thébault n'est même pas convaincu de la bonté de ce procédé, car trop d'échecs sont à son actif. Malgré cette quasi-indifférence universelle à utiliser ce procédé, Chlumsky le fait sien ; car, dit-il, il y trouve plusieurs avantages : facilité, etc.

Revenons à l'immobilisation.

Pour plusieurs l'emploi des révulsifs paraissant aider l'action de l'immobilisation, on eut recours à l'usage simultané de ces deux procédés.

Percy et Larrey, Gerdy aussi en vantèrent l'efficacité.

Par contre, la révulsion seule ne rencontre en ce siècle que peu de partisans. Médiocre moyen, dit-on... sinon nuisible souvent par les infections secondaires que la plaie d'un vésicatoire peut engendrer.

Nous voyons jusqu'ici que les chirurgiens sont la plupart favorables à l'immobilisation. Mais comment la pratiquer?

Pour Bouchut et Desprès, grands partisans de ce moyen curatif, on doit immobiliser en extension pour le genou. On doit toujours la prescrire « s'il n'existe pas d'épuisement du malade par une suppuration trop abondante, si les os ne sont pas tuméfiés néanmoins.» Desprès se contente donc de l'ancien traitement : compression et immobilisation. Il proteste énergiquement contre l'abus des opérations partielles ou autres.

« Jamais, il ne faut réséquer et amputer pour une synovie fongueuse sans altération des os, dût-on faire pendant une année des injections iodées dans ces trajets fistuleux et maintenir en permanence un appareil inamovible. »

Peut-être exagèrent-ils un peu le fond de leur pensée, ces Maîtres de Paris... mais les voilà — quand même — partisans convaincus de l'immobilisation.... Naguère, Malgaigne et Collineau préféraient mettre le membre en demi-flexion...croyant ainsi éviter l'ankylose.

Sans sortir de France, nous voyons encore Ch. Nélaton favorable à l'immobilisation. Il en fait usage même dans les cas où il existe des trajets fistuleux.

Pour lui, il faut se guider sur l'évolution du mal et d'abord favoriser la marche du processus curateur, lorsqu'il se produit. Et cela, par le repos... ou se substituer à lui lorsqu'il fait défaut. C'est alors qu'on peut recourir avec avantage aux méthodes modificatrices, etc.

Immobilisation ? Laugier lui doit des cures nombreuses, et, au dehors, Frédéricq, Mathuysen et van Haarlem traitent leurs tumeurs blanches du genou par l'immobilisation !

Encore et toujours elle !

Latta et Lisfranc y ajoutent quelques saignées locales au moyen de sangsues, etc., d'autres se servent de « compresses réchauffantes », soit des applications froides. Par contre, Gensoul, de Lyon, n'était pas un grand fervent de l'immobilisation pour les tumeurs fongueuses. Et nous voyons Mellet, adversaire du repos, prôner l'emploi du mouvement de la jointure malade; car, d'après lui, ce système peut amener le dégonflement de l'article.

Lugol, de même, se déclare favorable aux mouvements dans

les cas de tumeurs blanches quand il n'y a pas d'inflammation trop aiguë.

Nous voyons donc, jusqu'à présent, que la plupart de nos grands chirurgiens français ou étrangers adoptent la méthode d'immobilisation. Leur nombre est encore plus considérable. Nous allons le constater dans la suite de notre étude.

Si maintenant, nous franchissons les frontières de France, nous voyons qu'à une certaine période — avant la France et plus longtemps qu'en France — l'immobilisation perdit du terrain et fut peu en faveur. C'était après la généralisation de la méthode des résections du genou, pratiquée pour la première fois par Filkin, de Northwich en 1762 déjà, mais lancée dans le domaine de la pratique courante vers 1850, grâce à l'initiative de Fergusson.

L'Allemagne et l'Angleterre lui furent moins infidèles que la France, où il n'y eut que peu d'empressement à revenir à pareille méthode. Mais, cependant, du sein même de ces opérateurs à outrance, s'élèvent quelques voix justement autorisées, d'abord isolées... puis devenant dans la suite plus nombreuses.

Effroi devant les résultats trop souvent désastreux des opérations sanglantes, surtout chez les enfants.

De ce nombre fut Kœnig.

Il rejette absolument les résections, etc... hâtives. Il rappelle aux oublieux praticiens ou fanatiques opérateurs que bon nombre de tuberculoses articulaires guérissent spontanément et proclame la nécessité de recourir aux méthodes anciennes : l'immobilisation si décriée au moyen d'appareils plâtrés... puis l'extension continue et la compression.

« Ce n'est pas trop, d'après lui, d'admettre qu'une bonne moitié des maladies articulaires guérissent par l'emploi de ces moyens-là. »

Si, par malheur, on essuye quelques échecs, on peut toujours, selon lui, intervenir à temps par les injections iodoformées.

Sans doute, beaucoup de tuberculoses articulaires guérissent par ce traitement, mais il en est qui résistent encore.

Et d'ailleurs, les malades qui doivent gagner leur vie par leur travail ne peuvent se soumettre à un traitement aussi long, d'où la nécessité pour le chirurgien, dans certaines castes, d'opérer, de recourir aux résections. Le voilà restreignant de beaucoup les cas réclamant une intervention sanglante.

Les pays allemands nous fournissent encore quelques célèbres « retardés d'un autre âge ». Voici le professeur Lorenz, de Vienne : Que dit-il ? Il se déclare — malgré tout et envers tous — très conservateur dans les affections du genou et du pied, surtout dans le traitement des tuberculoses articulaires infantiles.

Il ne craint pas de combattre « verbis et calamo » cette vogue rouge, ce « prurigo secandi » qui sévissait en Europe.

Délaissant donc ciseaux et bistouris, il emploie des appareils contentifs fabriqués avec un simple plâtré. Pour Ed. Albert de même, mais celui-ci rejette l'emploi trop fréquent de l'extension. Il ne le croit utile que dans les cas où se trouve un épanchement abondant dans la capsule articulaire (*hydrops tuberculosus*, de Koning).

« La tuberculose articulaire peut guérir, dit-il. Autrefois on le savait fort bien, et, néanmoins, on se laissa prendre à l'attrait d'une intervention et on réséqua » sans se soucier trop souvent du résultat éloigné d'une telle intervention hâtive surtout chez les enfants. « Aujourd'hui, nous pouvons affirmer hardiment que la résection n'a plus sa raison d'être », sauf dans un but orthopédique. Quant à la résection typique, il faut y renoncer.

Roser reconnaît, à son tour, que l'immobilisation réussit souvent. Par elle, on évite l'inflammation, car « tout mouvement irrite le mal ! »

D'après une statistique de Billroth et Kœnig, 33 pour 0,0 de guérisons sont obtenus par ce traitement conservateur. Voici ce qu'enseigne le professeur Billroth : « Repos absolu de l'articulation, joint à des séances de compressions avec des bandes d'Esmarch, au début. Si le processus ne s'améliore pas après quelque temps de repos, je ne connais pas de méthode préférable à l'emploi d'un appareil solide plâtré. » Et d'adopter l'appareil de Lorenz. Il assure avoir obtenu par ce procédé bien des guérisons. Mais à l'encontre de Kümpf et von Morengal, il combat la pratique du massage, ce système ne pouvant que raviver trop tôt certains foyers non encore disparus.

Kocher, de Berne, et Holmes acceptent l'immobilisation ainsi que les autres opérations conservatrices, telles que : pointes de feu, etc., même pour le cou-de-pied, au début des lésions. Erichsen, de même, chez l'adulte. Mais si les lésions étaient trop prononcées, il faudrait recourir à l'amputation. Winiwarter a recours en ces cas à l'arthrectomie.

Pour Riedel, il se peut que les formes synoviales de l'arthrite fongueuse guérissent par l'immobilisation, mais il s'élève contre l'emploi trop généralisé des injections iodoformées.

Heineke, Pitha et Metzler ont recours, au début, à la contention ; mais si les lésions sont trop étendues, ils ne reculent pas devant une résection avec synovectomie.

Bref, beaucoup de chirurgiens d'outre-Rhin ou d'outre-Manche divisent en deux parties la thérapeutique des tumeurs blanches : avant et après la suppuration.

La formation du pus leur paraît indiquer la limite de toute thérapeutique expectante.

A partir de ce moment, on devra recourir aux moyens radicaux.

Au XIX⁰ Congrès des chirurgiens allemands (Berlin 1890), Trendelenburg, Volkmann, Krause et Kœnig, sans oublier Bruns, ces gloires chirurgicales de l'Allemagne contemporaine, fournissent un contingent considérable d'observations, favorables témoignages à la cause que tant d'autres illustres confrères, en France et ailleurs, ont défendue, c'est-à-dire à cette thérapeutique conservatrice dans les tumeurs blanches, *même suppurées*, surtout chez les individus n'ayant pas atteint l'âge de la puberté.

Ils disent, d'autre part, n'employer que temporairement l'appareil à extension, dans le but de combattre certains symptômes : par exemple la douleur ou les contractures. Schede, de même.

Peut-être moins brillantes de prime abord, ces cures і   а sont pas moins dignes d'intérêt et doivent nous prouver que ce traitement peut et doit rester dans notre manuel orthopédique, tant que nous n'aurons pas à notre service un procédé tout aussi dépourvu de dangers mais moins lent.

Les auteurs énumérés ci-dessus démontrèrent que, non seulement les tuberculoses à forme parenchymateuse, mais même celles à lésions osseuses ou carieuses profitent de l'emploi du repos judicieusement ordonné.

Chez l'adulte, ajoutent-ils, on arrivera quelquefois, par l'ouverture des abcès arthrifluents sur des membres correctement immobilisés, à tarir ces suppurations articulaires et obtenir ce qu'on doit toujours rechercher en ce cas : l'ankylose.

Pourquoi rejeter le plus possible la résection, chez l'enfant bien entendu ? C'est que là, au genou « la fécondité des cartilages épiphysaires supprimés oppose, en matière de résection infantile, un *veto opératoire sans appel.* »

Kœnig et Volkmann (que nous ne saurions assez souvent citer) ont enfin consacré ce principe conservateur et critiquent amèrement les « Frühresection » du genou par l'examen ultérieur des jeunes réséqués. Dans les cas de tuberculose grave du genou, Kœnig a recours -- alors seulement -- aux résections. Mais à en juger d'après les statistiques de Heyfelder,

Hodges, Price, Holmes et Knoll, la mortalité varie entre 20 et
50 °/₀ ; les insuccès 20 °/₀.

La mort semble être causée par le chloroforme, le shock,
l'iodoforme ou par infections septiques, etc., et tuberculose
aiguë provoquée par l'opération. Puis un certain nombre d'o-
pérés meurent plus tard de tuberculose.

Ainsi, chez les enfants, Kœnig renonce aux résections, car
elles ne produisent qu'un vrai désastre par l'arrêt de développement du membre réséqué. On peut lire à ce sujet les travaux de Murray-Humphry. L'arrêt ne se produisait pas seulement dans les cas d'ablation du cartilage de conjugaison. Ces
membres deviennent plus tard inutiles.

« Donc, conclut Kœnig, chez les enfants, la résection n'est
justifiée, selon nous, que dans les cas où l'affection de l'épiphyse a déjà déterminé la destruction d'une ou des deux extrémités articulaires. » Il se résume ainsi : « On doit recourir aux
résections :

1° Si nous trouvons du pus dans l'articulation ;

2° Si nous constatons des lésions osseuses;

3° Si nous essuyons un échec avec le traitement conservateur. »

Ranke se déclare aussi partisan de l'immobilisation. Il étudie la question et recherche les effets de la traction sur la
jointure.

Hoffa, cependant, n'est pas convaincu de l'efficacité de la
contention et des résultats désastreux que procure la résection, dans le jeune âge. Il accuse plutôt l'affection tuberculeuse de ces résultats anti-esthétiques, voire même misé-
rables, de jambes d'inégale longueur.

Hoffa croit en outre que, si, après résection du genou, il y a
quelquefois récidive, c'est que, souvent, elle est due à l'ablation incomplète des tissus malades. Quand la résection est
précoce et que tout tissu pathologique supprimé, on ne doit

pas craindre des rechutes, être sûr de ne point obtenir plus tard un raccourcissement marqué.

Avec Hoffa, Dollinger et Fowler se déclarent favorables à la résection, malgré les résultats médiocres obtenus trop souvent ailleurs. Israël et Angerer ont plutôt recours à la synovectomie.

Cette opération consiste à extirper la synoviale fongueuse tout en respectant les extrémités articulaires. « Malheureusement, il est probable que les indications sont rares et que dans bien des cas publiés, les lésions étaient assez peu prononcées pour qu'on eût pu obtenir un résultat analogue, sinon meilleur, à l'aide du traitement non opératoire. (Broca) ».

Devant d'aussi piètres résultats dans la résection chez les enfants, tout semblait la condamner. Mais Ollier survint et nous fit connaître, grâce à ses études sur le cartilage de conjugaison, le motif de ces lamentables conséquences opératoires.

Aussi la résection put-elle trouver encore un nouvel adepte en Helferich. Celui-ci invente un procédé de résection curviligne du genou laissant intacts les cartilages épiphysaires et l'emploie même dans une tuberculose purement synoviale.

Existe-t-il des trajets fistuleux ? Faut-il opérer en ces cas ?

Non, selon beaucoup d'auteurs. Un crayon de nitrate d'argent et l'application d'une nappe de gaze iodoformée suffisent.

Au-dessus, on place un bloc d'ouate hydrophile et par-dessus le tout un silicaté. Qu'est-ce cela, sinon l'immobilisation ? Toujours l'immobilisation avec quelques variantes et annexes, suivant les pays et les époques.

Ainsi, vers le milieu de ce siècle, on vit arriver d'Allemagne un nouveau procédé : l'immobilisation avec « Distraction's-Methode ». Et Czerny, Volkmann en furent ses vulgarisateurs. Cohn n'y ajoute que la compression.

L'Amérique, toujours à l'affût de nouveaux procédés, s'empressa d'en user. La France, ensuite, lui fit bon accueil.

Pour le cou-de-pied, la question change. L'intervention chirurgicale rallie plus de voix : Vogt, J. Reverdin et Kocher conseillent d'extirper l'astragale, etc., suivant l'état des lésions.

Kœnig n'hésite pas à être, chez l'enfant, très conservateur au début, sauf à recourir immédiatement à une opération sanglante si des fistules se créent.

Czerny, vu le pronostic mauvais des ostéo-arthrites de cette région, recourt à l'amputation, car, pour lui, la résection est une opération trop souvent insuffisante.

Sédillot évide les os malades. Monteggia les extrait; mais, si le mal l'exige, il ampute selon le procédé de Lisfranc, etc.

Donc, ici, la plupart recommandent de ne pas nous montrer trop conservateurs, surtout chez l'adulte. (Erichsen).

Car nous aurions à déplorer trop souvent des récidives, grâce au voisinage des interlignes articulaires et à la diffusion facile du processus tuberculeux, des fusées fongueuses envahissant gaines et interstices ; à l'altération fréquente des chairs plantaires.

Et cependant, certains chirurgiens, non des moindres, se contentent encore ici de la contention.

Halstead Myers nous offre une statistique. Sur 55 cas de tumeurs blanches des cou-de-pied et tarse, il obtint 21 guérisons dont 5 de synovies et 16 d'ostéites. Il se déclare partisan de l'immobilisation parce que, dit-il, si les résultats primitifs des opérations sont excellents, le résultat définitif du moins est peu satisfaisant. Il abandonne aussi les abcès à eux-mêmes et se borne à traiter les fistules antiseptiquement.

Pour M. Shaffer, l'immobilisation convient surtout aux arthropathies du pied.

Tant de mansuétude de leur part serait-elle de mise, si ce procédé était à biffer de notre arsenal thérapeutique ? Pour le cou-de-pied, nous voyons Albert de Vienne et von Winiwarter exécuter l'arthrodèse ou arthrokléisis. Mais Wolff en combat l'emploi exagéré, dit-il, tandis que Hahn préfère l'immobilisation par les appareils.

Conner, Kappeler, Gross, de Nancy, Piéchaud, adoptent la résection comme unique moyen de prévenir toute récidive et de lutter efficacement contre le mal. Bogdanik de même; il extirpe l'astragale, siège le plus fréquent des lésions, après section préalable du calcanéum. Ce procédé lui permet d'exécuter plus rapidement l'opération. Après astragalectomie, les deux fragments de calcanéum indemne sont suturés.

Langenbeck nous fait connaître son procédé de résection. Il pratique deux incisions sur les malléoles, aux endroits où ces dernières ne sont pas masquées par des tendons. On peut enlever ainsi les extrémités articulaires, sans produire de lésions notables et en conservant le périoste.

Pour Münch, la résection même est trop souvent insuffisante chez l'adulte, et l'on doit recourir à l'amputation.

En France, Ollier préconise la résection tibio-tarsienne après enlèvement de l'astragale et conserve le plus possible la mortaise tibiale. Mais à côté de cette résection, Ollier admet un autre procédé : la tunnellisation osseuse, c'est-à-dire la cautérisation profonde des os, après ablation des séquestres à ciel-ouvert. Et cela, surtout dans le jeune âge, car alors, on se trouve en présence d'une grande tendance aux réparations spontanées.

Schwartz, Berger et Chaput adoptent l'opération de Wladimirof-Mickulicz, avec incision latérale conique, car elle rentre dans le groupe des opérations conservatrices et, avec elle, l'absence de raccourcissement et de raideur est à peu près certaine. Le résultat en est bon, au point de vue fonctionnel. Segond n'aime pas ces opérations partielles. Il leur préfère l'amputation. Chauvel, Pengrueber, pensent de même. Felizet opère toujours l'ablation des os atteints.

Voilà pour les partisans d'opérations. Revenons maintenant aux immobilisateurs et autres.

Whitmann, Phelps et Shaffer traitent par l'immobilisation avec l'appareil de Thomas (Thomas Splint), jointe à la traction.

Wendelstadt, comme Le Fort, ont recours aux injections de chaux ou de sulfate de zinc. Pour Guérin, « l'immobilisation en bonne position est un excellent moyen de guérison », mais rejette l'extension continue, « car elle est pénible ; elle exerce de plus, sur les capsules articulaires, des tractions » qu'il croit plutôt nuisibles.

Pour Duplay, la première précaution qui s'impose en présence d'une ostéo-arthrite du tarse, c'est l'immobilisation au moyen d'attelles plâtrées, unie à une compression avec l'ouate.

Si un abcès se forme il faut l'inciser ou le ponctionner, puis injecter de l'iodoforme. Reclus, comme Duplay, se montre favorable à ce traitement immobilisateur. On peut y joindre avec avantage la révulsion ou la compression.

En cas d'échec, on doit recourir à la résection chez les jeunes; mais, par contre, à l'amputation chez les individus au-delà de 30 ans en général pour les raisons émises plus haut.

Lannelongue prescrit pour le pied, dès le début ou le moindre soupçon, le repos et l'immobilité absolue. Mais si le mal n'était pas arrêté, il ne faudrait pas tarder à pratiquer des injections.

En résumé : avis très partagés.

Contre-indications de l'immobilisation : étendue des lésions, âge du malade. En ces cas, recourir à la résection ou à l'amputation. Pour Ollier (in *Traité des résections*, t. III), la résection trouve quelques contre-indications dans cette région : d'abord difficulté d'un diagnostic exact, puis tendance à la diffusion des lésions. Aussi, mieux vaut, selon lui, amputer totalement le cou-de-pied.

Revenons au genou.

Sonnenburg reconnaît les avantages de l'immobilisation au début. Il faut toujours faire un essai de ce moyen et l'on ne doit recourir à d'autres procédés plus radicaux que si on obtient un insuccès.

En Suisse, nous voyons le professeur Roux, de Lausanne, renoncer depuis longtemps à l'immobilisation, dans l'arthrite tuberculeuse, et lui préférer les injections ou les opérations sanglantes.

Pour lui, seules à peu près, les arthrites d'origine traumatique ou rhumatismale auraient fourni des guérisons uniquement par l'immobilisation.

Le témoignage des chirurgiens allemands ne nous est pas encore suffisant, en cette consulte internationale.

Allons puiser dans les ouvrages et périodiques anglo-saxons l'enseignement de leurs maîtres. Allons aussi au-delà de l'Océan consulter les chirurgiens américains qui semblent, à nos yeux, incarner l'audace et le sang-froid... sauf dans le traitement des tumeurs blanches, comme nous le verrons bientôt.

Ici, Lister, Owen et Annandale, peu confiants en l'immobilisation, ont recours, sans retard, aux résections et à l'arthrectomie surtout.

Là, Howard-Marsh préconise l'opération — mais sanglante, quelle qu'elle soit, suivant la lésion présente et le but désiré.

Cheyne de même. Au début déjà !

Ici encore, C. Lockwod, in *The Lancet*, se déclare favorable à l'immobilisation chez les enfants, à ces méthodes conservatrices qui ont su résister à tant d'assauts parfois injustifiés, à travers les âges, les pays et les Ecoles.

Là, V. Gibney, de New-York, adopte ces trois vieilles méthodes: expectation, immobilisation et appareil à extension. Il s'en félicite, car les échecs lui sont rares ; il prescrit surtout l'immobilisation ou le repos.

Même indication chez Lowell, chez Ketsch, tous deux de Boston.

Faut-il de plus citer Thomas, cet inventeur de l'appareil qui porte son nom ? Par contre, Roswell Park rejette le repos et aussi les injections. Il ne veut que résection ou arthrectomies décrites sous le nom d'érasion par de Forest-Willard et Wright.

Érasion ? c'est-à-dire l'ablation des tissus malades.

Nous devrions encore citer bien des noms.

Le temps et la place ne nous le permettent pas. Aussi abrégeons cet historique en pays anglais.

O. Taylor dit n'avoir jamais eu de revers dans cette pratique suivie de l'immobilisation. Phelps la préfère aussi et s'efforce de réduire au minimum et produire une pression continue dans l'intérieur des articulations immobilisées. Car il craint que les pressions ne produisent une destruction de la tête des os et de la cavité entre lesquelles s'exerce la dite pression.

Lui-même et Fréd. Eve relatent plusieurs guérisons le plus souvent amenées par l'immobilisation et cette diminution de pression intra-articulaire. A.-B. Judson adopte aussi l'immobilisation simple, mais avec conservation des mouvements dans les tumeurs blanches du cou-de-pied surtout. Il se vante de plusieurs succès par ce procédé-là. Sheffer ne conseille l'immobilisation qu'à cette condition : elle doit être bien pratiquée et dirigée par le médecin lui-même. Sinon, il vaut mieux s'en abstenir.

Mais, dans les cas suppurés, que conseillent-ils, ces deux chirurgiens d'Amérique?

Il est plus sûr et plus scientifique, disent-ils, de recourir à une opération.

Au milieu de ce concert presque unanime en faveur de la contention, Lloyd s'élève contre son emploi. Sa voix ne trouve que peu d'écho dans l'enceinte de l'Académie de New-York. Contre lui, Whitmann et Thomas s'avouent satisfaits de l'immobilisation absolue avec traction. Hubbard reconnaît, à son tour, l'efficacité dans le maintien en « protection et repos » vraiment chirurgical qui comprend l'immobilisation de l'articulation, ainsi que la neutralisation du fonctionnement des muscles. Il loue ces manœuvres. On ne devrait recourir aux opérations seulement si l'abcès augmente rapidement et marche vers la profondeur.

Sayre est du même avis, s'il n'y a aucun retentissement sur la santé générale.

Sinon, inciser l'abcès. Pour lui, si l'on était sûr de pouvoir extraire de bonne heure toutes ces parties malades, le meilleur traitement serait, sans doute, l'opération hâtive. Mais la difficulté est là. Comment sitôt distinguer les tissus morbides des tissus sains et encore plus de les extirper intégralement? D'où il ne lui semble pas qu'on puisse tirer grand bénéfice de cette façon d'agir! Avec lui, Jones reconnaît l'importance de l'immobilisation. Thownsend de même ; il emploie un spica. Pour Royal Whitmann, de New-York, un diagnostic précoce et un traitement efficace pourraient souvent éviter la dure nécessité d'opérer.

II. Taylor écrit ces lignes: « Dans les périodes irritatives, on doit lutter contre les pressions exercées par les surfaces articulaires l'une contre l'autre et cela en pratiquant l'extension jointe à l'immobilisation ».

H. Trentham Butlin dit se contenter souvent de l'immobilisation.

Sir J. Paget, de même. R. Barwel, Stricker, à l'instar de von Wahl de Dorpat et Dumbrowski, se recommandent de l'immobilisation au moyen d'attelles de feutre trempées dans un silicate de K et modelant le membre. Voici l'appareil. Ces attelles entourent le membre, sauf un léger intervalle en avant. Deux bandes métalliques sont taillées pour les côtés. Les attelles sont fixées à ces bandes par des rivets, puis on coud sur elles des courroies. On applique l'appareil après l'avoir trempé de nouveau dans du silicate. Après un échec, le devoir de tout médecin serait de recourir à la simple compression. Si cela ne suffit pas, aux injections !

J.-K. Michell se rallie aussi à ce système ultra-conservateur.

Voici l'appareil perfectionné de Barwell :

Au début, immobilisation avec bandage plâtré spécial permettant les exercices corporels aux malades, grâce à un système de patins dont on munit le pied sain, selon la méthode américaine.

Ainsi tombe de lui-même ce reproche qu'on adressait à l'immobilisation de condamner le malade à un repos général et absolu ! Mosengeil adopte aussi l'immobilisation, mais avec des séances de massage.

Bryant, après une étude consciencieuse et dans une discussion à l'Académie de New-York, au sujet de son travail vulgarisant l'emploi de l'iodoforme dans les arthrites, a bien soin de dire qu'il ne veut pas substituer les injections iodoformées au traitement orthopédique, mais de les employer comme auxiliaires.

Syme n'est pas trop partisan non plus des résections typiques dans l'enfance, car on obtient trop souvent un raccourcissement parfois très grand.

Mais l'immobilisation n'est pas acceptée de tous. Comme au dehors de ces pays, du reste.

D'aucuns lui préfèrent la résection hâtive ou telle autre opération sanglante commandée par le degré des lésions devant lesquelles on peut se trouver en présence.

Mais pour eux-mêmes, l'immobilisation ne doit pas être bannie, car bien souvent elle doit rendre service, soit aux malades, soit aux chirurgiens.

Nous en avons fini avec ces pays.

Passons en Suède. Nous lisons que J. Berg, de Stockolm, a a traité plusieurs arthrites au moyen d'injections iodoformées... mais rarement dans les cas de tuberculoses osseuses et jamais quand il y a suppuration. Résultats variables.

Nicolaysen reconnait, lui, une grande valeur dans l'emploi de la tuberculine de Koch en injection comme traitement et moyen de diagnose. Il lui doit une guérison ! C'est trop peu pour nous faire oublier l'effet parfois déplorable de la tuberculine chez les tuberculeux.

Revenons à la France et d'abord mentionnons les chirurgiens, adversaires, timides ou résolus de l'immobilisation.

Jalaguier préfère user de l'arthrectomie dès le début. Il incise les parties molles, opère le grattage des foyers et n'oublie pas de faire l'hémostase. Ensuite, il finit par un nettoyage minutieux au ClZn et régularise la plaie.

Albertin, de Lyon, trouve insuffisant ou trop lent le repos. Aussi, pour lui, doit-on recourir à l'arthrectomie dans les formes synoviales ou aux résections intra-épiphysaires ; au choix, selon circonstances.

Dans les formes osseuses, il y ajoute le curettage, etc.

Dans la convalescence, pour lutter contre la flexion, il prescrit le port d'une genouillère.

A Lyon encore, un chirurgien mort trop tôt pour la science, D. Mollière, décrivit une arthrite ulcéreuse du genou, de nature tuberculeuse. Il la soigna par le repos, mais non, par l'immobilisation absolue, car il s'aperçut que cette dernière ainsi pratiquée aggravait le mal au début.

Nous nous rapprochons, dans notre étude, de plus en plus de l'époque actuelle.

Sédillot préfère l'arthrectomie avec curettage.

J.-L. Championnière se montra peu partisan de l'immobilisation, dont le principe ne repose que sur des hypothèses, mais il accorde toutefois une réelle valeur à la compression à l'aide de bandelettes de diachylon et aux mouchetures superficielles, selon la méthode de Scott.

Julliard, de Genève, doit à l'ignipuncture des cas de guérisons. Pas adversaire de l'immobilisation.

Al. Moll incrimine moins l'immobilisation que les tentatives de mobilisation dans les lésions observées aux jointures.

Bilhaut, au début, en est partisan ; car il lui doit de beaux succès. Pour lui, il considère comme méthode fondamentale l'immobilisation unie à l'extension continue. Mais, dans les stades d'attitude vicieuse, il leur préfère le traitement chirurgical qui, seul, lui paraît rationnel.

Guyon recommande le repos physiologique des articulations du membre malade. Mais, lui objecte-t-on, ce membre perdra ses mouvements?... « Craindre l'ankylose ici, leur répond-il, c'est ne pas vouloir la guérison. »

A Montpellier, nos maîtres se montrent aussi partisans de l'immobilisation. Ils soignent souvent ces tumeurs au moyen de pointes de feu et d'un appareil plâtré.

Nous voyons, en effet, M. Estor appliquer des appareils dans sa clinique. M. Forgue écrit dans son *Traité de thérapeutique chirurgicale* qu'il faut au début employer l'immobilisation, les pointes de feu, etc.

M. Tédenat se sert aussi d'appareils à immobilisation concurremment à l'ignipuncture.

Ailleurs, Debersaques, de Gand, publie, en 1893, un opuscule à ce sujet et vante le repos et les appareils plâtrés.

Lannelongue, de Paris, dit qu'au début, il leur reconnaît une réelle valeur : seule ou associée à la méthode sclérogène. « On a, non sans raison, dit-il, mis en parallèle les résultats des méthodes conservatrices appliquées avec soin et des méthodes sanglantes. L'avantage s'est montré à peu près égal, sinon supérieur, du côté des méthodes conservatrices, etc. »

Poulet et Bousquet, de même, sont des adeptes convaincus du traitement par l'immobilisation d'abord. Il trouve encore des partisans en Bœkel Reyher et Monod. Ceux-ci préconisent de plus, en France, la « Distractions-Method ».

Ch. Angers et Clado se rangent du côté des partisans de l'immobilisation. Pour eux, le traitement des arthrites tuberculeuses à la période même des fongosités doit être l'immobilisation avec ou sans cautérisation.

Le Dentu, en traitant cette question, dit que la contention s'impose toutes les fois qu'il s'agit d'une tuberculose de la colonne vertébrale et des membres. « On ne saurait trop l'affirmer à notre époque, où l'on tend à s'écarter des utiles préceptes de Bonnet. L'immobilisation assure la bonne position des membres après réduction des attitudes vicieuses. Elle favorise la résorption des fongosités et s'oppose, dans une large mesure, à la formation des abcès. La compression vient utilement en aide à l'immobilisation. Il conseille de ne recourir aux méthodes sanglantes que s'il y a insuffisance manifeste dans le traitement, après plusieurs mois, et si les sujets ont dépassé 15 ans ou n'ont pas atteint plus de 40 à 50 ans. Ne recourir, en ce cas au bistouri, que si l'on constate une absence de lésions tuberculeuses, d'ailleurs assez graves pour compromettre le succès opératoire, et quand ces lésions sont bien localisées. Si l'on doit extraire quelques séquestres, bien nettoyer leurs cavités et mettre en place des os décalcifiés qui joueront le rôle d'excitation à l'ostéogenèse.

Transcrivons enfin ce passage lu dans le *Traité de Chirurgie* de Duplay et Reclus : « Après les opérations sanglantes qui constituent le véritable traitement curatif, viennent le repos et l'immobilisation dont Bonnet avait fait la base du traitement des affections ostéo-articulaires. » Pour eux, le premier effet de l'immobilisation est de calmer les douleurs, de soustraire les parties malades aux irritations incessantes dues aux mouvements fonctionnels et de permettre ainsi aux lésions protégées de marcher vers la cicatrisation désirée.

La compression de Guérin, circulaire, avec la ouate, favoriserait selon eux, la résolution des engorgements fongueux. Pour eux, le massage doit être proscrit, car il provoque le ramollissement et la suppuration des fongosités. S'agit-il de lésions relativement anciennes pour les membres, dans les ostéo-arthrites tuberculeuses, on fera chez les enfants de la conservation à outrance.

Nous avons tenu à citer à peu près textuellement leurs conseils, car ils résument très bien et la pensée de leur ouvrage et notre conduite.

La liste des chirurgiens français est loin d'être épuisée.

Desprès avoue n'avoir jamais fait la résection du genou pour arthrites tuberculeuses, parce que, grâce à l'immobilisation prolongée aussi longtemps qu'il est nécessaire, on guérit les malades en leur conservant leurs membres.

Verneuil recommande aussi l'immobilisation « en correcte attitude » dans les arthrites tuberculeuses du genou. Et nous venons de lire dans le *Traité de thérapeutique* des professeurs Forgue et Reclus, ceci : « En chirurgie, pas de question plus délicate que celle des interventions dans la tuberculose locale ! » Alors pourquoi s'étonner de ces différences bien grandes de traitement ? Forgue et Reclus ajoutent : « Immobiliser la jointure tuberculeuse, c'est ici, comme dans toute arthrite, une règle capitale ! » Ces auteurs recommandent les attelles de Thomas, l'immobilisation jointe à l'extension continue pour amener une décompression articulaire favorable, selon Kœnig, à cette cure.

Il est juste de remarquer que Lannelongue et Busch s'élèvent contre cette dernière assertion. Pour eux, la pression, au contraire, est accrue, mais reconnaissent que l'extension supprime les spasmes musculaires, lutte efficacement contre l'élément douloureux. L'article entre ainsi mieux en repos.

La « Distraction's-Méthode » paraît utile pour certains, même quand les fongosités ont déjà franchi les limites de la synoviale.

La durée de l'immobilisation ? Nous voyons émettre par tous les mêmes principes qui doivent diriger tout médecin. « Tant qu'une pression méthodique sur la région ou la percussion des surfaces révèle des points douloureux, tant qu'il persiste du gonflement péri-articulaire, l'immobilisation doit être de rigueur. Si, dans les jours qui suivent sa « libération », la jointure s'est endolorie à nouveau, il faut lui imposer bien vite un autre stage. Avant de rendre à la marche un genou, on peut en protéger les premiers essais par un appareil inamovible à attelles ou par une gouttière à tuteurs, afin d'alléger la jointure convalescente.

Mais le traitement ne finit pas avec l'absence des douleurs ; il faut encore suivre les premiers ébats du convalescent, lui défendre le surmenage de l'article hier encore en proie à la tuberculose, mal qui ne demande qu'un rien pour se réveiller.

A d'autres ! Comby, Grancher et Marfan écrivent dans leur *Traité des maladies de l'enfance* : « L'immobilisation est le fondement de la thérapeutique, que l'ostéo-arthrite soit suppurée ou non. »

« En tout cas, à la période non suppurée, nous nous déclarons résolument opposés, ajoutent-ils, dans l'état actuel des choses, au traitement opératoire, réserves faites pour certaines tumeurs blanches du pied et du poignet. »

Ils admettent, entre parenthèse, la théorie osseuse dans la pathogénie des tumeurs blanches. Tout-à-fait au début, la première chose à ordonner est donc l'immobilisation, et celle-ci doit être prolongée jusqu'à guérison, écrivent-ils à l'article : *tumeurs blanches du genou*. On peut y joindre avantageusement la compression.

F. Lagrange, dans le Traité de Duplay et Reclus, place aussi l'immobilisation en tête des moyens non sanglants dans la thérapeutique. Elle le mérite, dit-il, vu les résultats obtenus et en préconise l'emploi dès le début : « Le repos, sans doute, n'agit pas directement sur le bacille, mais on ne peut contester que souvent il atténue les symptômes et procure une guérison en favorisant la formation d'un tissu cicatriciel « rétractile ».

Poursuivons notre enquête sans relâche.

Selon Tillaux, on doit avoir pour but l'ankylose du genou en bonne position. Et cela ? par l'immobilisation. On peut encore espérer en une guérison lorsque la synoviale a été détruite par les fongosités, lorsque l'article a suppuré. Comment s'opère donc cette guérison ? La synoviale se sclérose et adapte intimément les deux surfaces articulaires l'une contre l'autre, ou bien, et mieux pour l'avenir du malade, la synoviale détruite, les cartilages se résorbent, les surfaces osseuses alors mises en contact immédiat se soudent lentement l'une à l'autre.

L'ankylose est constituée. Elle est osseuse.

Qu'adopter comme traitement local ? Pour Tillaux, nous venons de le dire, on peut et doit — à toutes les étapes de la maladie — recourir aux repos et immobilisation avec ou sans appareil compressif. Rien ne vaut une immobilisation absolue aidée d'une compression permanente. « Je pense, d'ailleurs, pour mon compte, qu'on ne doit pas poser une opération sanglante que lorsqu'un traitement méthodique suffisamment prolongé n'a pas été suivi de résultats ». Car il ne faut pas oublier la lenteur de la réparation spontanée des foyers tuberculeux des os et ainsi trop vite perdre patience.

Panas et Desnos, à leur tour, disent que l'indication capitale est de mettre l'articulation malade au repos.

Bouchard, de même ; mais il combat les abcès au moyen d'injections antiseptiques répétées. Si déjà « les surfaces osseuses sont détruites, la jointure remplie de pus, si des abcès périphériques existent, on doit ouvrir l'articulation et râcler, etc. » Si la tumeur blanche est d'origine osseuse, il prescrit l'arthrectomie ou l'évidement des os.

« Enfin, dans les cas où l'infiltration tuberculose s'étend trop loin sur l'os, ou quand les accidents sont d'une extrême gravité, il restera toujours comme tentative ultime la ressource de l'amputation. »

Il nous rappelle ensuite de prescrire un traitement post-opératoire. « Quelle que soit la méthode que l'o.. emploiera, l'on n'oubliera jamais que la tuberculose a une très grande tendance à la généralisation et qu'un traitement reconstitutif tonique rigoureux devra être continué longtemps même après la cicatrisation des plaies opér .toires. »

Kirmisson et Richet prescrivent en plus de l'immobilisation l'ignipuncture, car l'action limitée et le maniement facile leur permettent d'agir directement sur les tubercules. Avec cela, l'ignipuncture jouit encore d'une action sclérogène manifeste ainsi que thermique. Les bacilles sont sensibles à la chaleur ; chacun le sait depuis les études des bactériologistes.

La tuberculose, chez l'enfant, Kirmisson la considère comme un véritable « noli me tangere ». Convenablement pansés et immobilisés en même temps qu'on soigne l'état général, les petits malades arrivent très souvent à la guérison spontanée.

Ainsi donc, Kirmisson recommande l'immobilisation rigoureuse chez les enfants, et une immobilisation en position hori-
zontale pour soustraire l'articulation au poids du corps et cela
dès la constatation des premiers symptômes.

Ce procédé est « indispensable et le plus important » dans
tout traitement de tuberculose articulaire. Ceci n'empêche pas
d'exposer les malades au grand air. Un grief jusqu'ici, dont
plusieurs se plaisaient à adresser aux partisans de la contention, mais un grief plus ou moins injuste. « Les résultats de
l'immobilisation absolue et de cette hygiène sont remarqua-
bles. » On incrimine au repos absolu de favoriser l'atrophie
musculaire. « Rien de plus faux ! cette atrophie est une altération réflexe due plutôt à l'arthrite. »

Le voilà donc se déclarant, sans arrière-pensée, favorable
aux méthodes conservatrices « à peu près universellement
adoptée aujourd'hui. » Kirmisson pratique l'immobilisation au
moyen d'attelles plâtrées. Si une suppuration se manifeste, il
recourt à une ponction aspiratrice suivie d'injection iodoformée ou à l'incision de l'abcès, puis drainage des foyers. Il ne
cesse de répéter d'être conservateur chez les enfants surtout,
car là, nous nous trouvons en présence d'une grande tendance
aux guérisons spontanées. Dans le jeune âge, la résection
entraînerait dans la suite un raccourcissement considérable et
peut avoir pour conséquence une déviation ultérieure de l'axe
du membre (Paschen).

Ainsi, pour Kirmisson, « doit-on se montrer sobre de résection à ce jeune âge, étant donné la tendance de la tuberculose à la guérison spontanée chez les enfants et la valeur des
opérations économiques à cette période de la vie. »

Quant à l'arthrectomie de Volkmann ou synovectomie d'Ollier
qui prétend ne pas attaquer le squelette et conserver les mouvements de la jointure pour plus tard, Kirmisson la juge ainsi:

« Il faut en rabattre et les cas sont nombreux où l'on n'obtient que l'ankylose qu'on voulait éviter et des récidives. »

D'où son emploi très restreint ; car, au début, les lésions nous permettent d'être très conservateurs, d'avoir, en un mot, recours à la seule immobilisation et, plus tard, devant l'insuffisance de ce repos articulaire, il vaudra mieux recourir aux résections.

Tous ne sont pas de cet avis.

Et pourquoi, se demande Kirmisson, ne pas extraire par une opération ce foyer morbide ? La raison, la voici. La tuberculose articulaire n'est que trop souvent l'expression d'une infection tuberculeuse généralisée, peut-être peu bruyante, mais qui n'est pas moins redoutable. En effet, l'arthrite peut souvent être la première manifestation de la diathèse tuberculeuse.

« Ainsi, peut-on expliquer les expériences de Max Schüller. Alors, comment supprimer le mal puisque le bacille qui l'engendre est là, partout dans l'organisme ? On l'a tenté ce système pour le chancre syphilitique ; on l'a excisé. Mais quels résultats obtenus ? »

Et puis, les opérations relativement conservatrices : résection, etc., suppriment-elles tout le foyer ? et l'inoculation opératoire ? Il faudrait pour éviter ceci amputer loin du foyer. « Mais qui oserait et consentirait à pareilles opérations au début ? »

« Force est donc d'en revenir aux données anciennes et qui reposent toutes sur les admirables recherches de Bonnet. Depuis les travaux de ce grand chirurgien, nous savons que l'immobilisation de la jointure malade dans une bonne position doit être la base du traitement. »

Donc, pour lui : « immobilisation, révulsion et compression, tel est pour ainsi dire le trépied sur lequel repose toute la thérapeutique des maladies articulaires. » « Il n'est pas sans intérêt de rappeler ces principes, à un moment où certains esprits, renouvelant une discussion qui paraissait depuis longtemps vidée, proclament que l'immobilisation prolongée est funeste pour la conservation des fonctions articulaires et conduit fatalement à l'ankylose !... Pour ma part, je ne perds aucune occasion de prouver la fausseté d'une pareille assertion. »

« Ce n'est pas l'immobilisation, mais l'inflammation articulaire qui la produit, et le meilleur moyen de la combattre, c'est précisément de soumettre le membre à un repos absolu, en supprimant ses fonctions. »

H. Sands et les chirurgiens américains, après avoir contesté l'efficacité de l'immobilisation, écrivent maintenant des plaidoyers en faveur du repos absolu.

Tous, avons-nous dit, sont loin de partager cet avis.

En effet, Mauclaire préfère recourir d'emblée aux injections de Lannelongue ou à l'arthrectomie. Hors de là, pas de salut !

Voyons son procédé.

Il incise les parties molles, gratte le foyer après hémostase et le nettoie au ClZn. Mais, fait remarquer Roux, de Brignolles, Mauclaire oublie de conserver le périoste quand celui-ci existe.

Aussi, Roux, avec Félizet, préfère la résection du genou dans tout cas d'arthrite tuberculeuse suppurée.

Mais pour eux, il y a deux contre-indications : *a)* lésions trop étendues du bulbe osseux ; *b)* atrophie considérable des leviers osseux.

Polaillon est plutôt favorable à l'opération, surtout si la manifestation tuberculeuse n'est que locale. Et l'opération doit être radicale, surtout chez l'adulte.

Verneuil et Trélat recommandent beaucoup de prudence dans le choix de ces opérations.

Socin, de Bâle, de même. Si l'on opère, opérer complètement, car les opérations parcimonieuses sont d'un grand danger.

A l'étranger, Tyndall recourt à la compression ouatée jointe à l'immobilisation. On obtient ainsi une action plus énergique. Si l'on recourt à ce procédé, il faut que le membre soit mis en bonne attitude, sinon nous serions, dans la suite, obligés d'opérer le redressement par traction et si impossibilité, par suite de contracture musculaire, il faudrait s'adresser à la ténotomie pratiquée souvent, jadis, par Michaëlis, Bouvier, Stromeyer, Teissier, Dieffenbach, Borelli et tant d'autres, dans les cas de tumeurs blanches du genou. Ils sectionnaient, — chacun imbu d'idées différentes, — qui le fascia lata, qui le couturier, etc. Borelli s'affranchit, seul, de cette constance à vouloir sectionner un seul et toujours le même tendon. Il varie, suivant les lésions, le muscle qui doit être sacrifié. Poussant plus loin la témérité, il coupe « tout ce qui résiste, sauf vaisseaux et nerfs » sans se préoccuper de la nature de l'obstacle.

Langenbeck, Lorinser, Schuh, Nussbaum et Friedberg, en ces cas, auraient plutôt recours au redressement forcé, tandis que Mac Ewen, Kraske, Carnochan, conseillent l'ostéotomie. Hofmolk préconise le redressement graduel à l'aide d'appareils *ad hoc*.

Le redressement brusque ou lent? En effet, on doit l'obtenir avant la mise en place de l'appareil, et l'on peut dire, avec Bonnet : « que ce redressement immédiat, appliqué à propos, convenablement exécuté, et suivi de tous les moyens complémentaires (repos, immobilisation), est admirable de simplicité dans les suites et de perfection dans les résultats. »

Bref, que faire en présence d'une arthrite tuberculeuse du genou?

Ed. Brun nous donne de sages conseils : ne pas avoir de traitement exclusif; savoir se plier aux circonstances. Au point de vue anatomo-pathologique, nous avons deux variétés d'arthrites qui doivent quelque peu nous guider dans notre thérapeutique : tuberculose circonscrite et tuberculose diffuse.

Au point de vue pratique, nous pouvons diviser l'arthrite

en : 1° tuberculeuse stationnaire ou évoluant vers la guérison, et 2° tuberculeuse à évolution progressive avec tendance à envahir l'organisme entier, d'où un traitement variant selon les formes et périodes.

Dans la forme stationnaire : injection de ClZn, ignipuncture, appareil plâtré, etc. Dans la forme suppurée, non ouverte : ouverture de l'abcès, curettage, irrigation, etc.

Dans la forme à marche progressive : aucune intervention chirurgicale et sanglante au début, mais instituer un traitement général avec immobilisation. Plus tard, si aucune régression ne se déclare, opérer. Alors seulement.

Nous voyons encore bien d'autres chirurgiens recourir à l'immobilisation.

Kovacs imagine un appareil à extension au moyen d'une attelle antérieure s'appuyant en haut sur les condyles fémoraux.

Les chirurgiens belges inventent des appareils amovo-inamovibles. Ils appliquent un bandage amidonné ou dextriné par-dessus une épaisse couche d'ouate, fendent cet appareil longitudinalement et peuvent ainsi l'enlever et le resserrer à volonté.

En France, nous trouvons, parmi les partisans de la contention, E. Vincent, par exemple.

L'immobilisation seule, ou jointe à la révulsion ou compression, est « recommandable au premier chef ». Au membre inférieur, on ne se résoudra à la résection qu'après emploi de tout moyen capable de procurer la guérison par ankylose, révulsion, cautérisation, etc., et toujours cette immobilisation.

F. Calot lui doit bien des guérisons. Elle lui réussit bien mieux chez les enfants que chez les adultes ; car, là, il faut craindre, en outre, la généralisation et ne pas trop s'attarder à prescrire des appareils. Donc, chez ce dernier, extirper le foyer tuberculeux au plus vite pour s'éviter, dans la suite, regrets ou déceptions.

Mais il proscrit, chez l'enfant, la résection; car, ici, existe une tendance naturelle vers la guérison.

Pour Calot, il faut éviter aussi la pression supportée par les surfaces articulaires du genou dans la station debout, et cela, par le repos au lit, et ne pas oublier d'éviter toute mobilité de cette articulation malade par l'immobilisation de la jointure dans un appareil. Car la mobilité et l'excès de pression aggravent la maladie.

Si nous nous trouvons en présence d'une suppuration, ne pas craindre d'employer le même traitement.

Mais, au niveau de l'abcès formé, on pourra pratiquer une fenêtre qui permettra de traiter celle-ci. Si une fistule se déclare, de même. Est-elle indépendante de la jointure? Rechercher son occlusion par l'ignipuncture. Communique-t-elle avec l'articulation? Faire des injections intra-articulaires.

Notre devoir est, en outre, de toujours éviter une mauvaise position du membre. Un appareil est donc de rigueur.

La contention de l'article malade n'est parfaitement réalisée que par le grand appareil plâtré embrassant la totalité du membre inférieur et le bassin.

Mais, depuis, Calot commença à renoncer à l'immobilisation.

Il donne, aujourd'hui, sa préférence aux injections intra-articulaires. « On peut, dit-il, au Congrès Français de Chirurgie, 1899, dans le traitement des tumeurs blanches, éviter l'immobilisation dans les appareils plâtrés, en atteignant directement les lésions bacillaires par des injections de liquides modificateurs dans la cavité articulaire. Dès que le traitement du foyer tuberculeux est fini, c'est-à-dire au bout de 4 à 6 semaines, on s'attache à développer les mouvements dans la jointure assainie, en se servant pour cela de machines appropriées à chaque articulation. » Le résultat en est excellent. On guérit le mal et sauve le fonctionnement de la jointure.

Bouilly recommande l'immobilisation absolue.

Pour V. Ménard, presque tous les cas d'arthrites tuberculeuses du genou, non compliquées d'abcès, doivent être soumis à cette thérapeutique conservatrice : l'immobilisation, étendue du pied à la racine de la cuisse, et à la compression par un pansement ouaté. Puis, repos. Si le gonflement ne cède pas à cela, intervenir par quelques injections modificatrices, etc.

Duplay et Cazin opinent dans le même sens.

Delagenière, du Mans, par contre, lui préfère le drainage transarticulaire après incision.

Arrivons à Broca.

Chez l'enfant, il se refuse à toute résection typique ultra-épiphysaire, car on obtient un raccourcissement trop prononcé. Il la proscrit, mais la résection inter-épiphysaire (c'est-à-dire la résection en deçà du cartilage de conjugaison), peut être acceptée. Il ne l'emploie que dans certains cas, par exemple : lorsque la tumeur blanche est en voie d'évolution et que les lésions très étendues mettent la vie en danger. Mais alors, l'amputation sera souvent préférable.

Bref, Broca se déclare volontiers abstentionniste et se contente du plâtré, de la ouate et des bandes. Selon lui, il faut renoncer, la plupart du temps, aux résections, etc. Pour lui, l'immobilisation amène la diminution des fongosités qui subissent la transformation fibreuse. Pour être utile, elle doit être très précoce et la jointure fixée en bonne position.

D'abord, n'est-elle pas étudiée, puis prouvée cette tendance de la tuberculose à la guérison ?

Qu'il nous suffise de citer les noms de Laënnec, Pras, Pidoux et Grancher.

Donc, pourquoi systématiquement vouloir renoncer à une

thérapeutique éminemment conservatrice pour se lancer dans les aléa d'une opération sanglante.

« Peut-être faudrait-il renoncer, ajoute Broca, à l'immobilisation au début et choisir plutôt un autre traitement plus énergique quand le foyer osseux a encore à peine retenti sur la synoviale. Car, en ce cas, on peut obtenir la guérison parfaite avec la « *restitutio ad integrum* ». Mais comment reconnaître sûrement ce début ? »

Comment, selon lui, faut-il immobiliser ?

L'attitude la meilleure pour éviter autant que possible la compression entre os en contact est celle dite de Bonnet, c'est-à-dire correspondant à la capacité maxima de jointure ou pour le genou, en extension rectiligne et le pied fixé à angle droit.

Règle générale, il faut prévenir, à tout prix, toute attitude vicieuse, ou, si déjà celle-ci existe, on doit savoir la combattre au moyen du redressement, soit brusque, soit lent, ou par tractions élastiques, extension continue. Si cela ne réussit pas, notre devoir est de recourir à une opération sanglante.

Comme substances solidifiables pour appareil de contention, Broca se sert du plâtre ou du silicate.

En résumé, pour Broca, « quelle que soit la doctrine à laquelle on se rallie au sujet des résections précoces, chez l'adulte, il est un fait aujourd'hui incontesté : c'est que, chez l'enfant, le traitement non opératoire est seul de mise tant qu'il n'y a pas d'abcès. Et même alors on conteste parfois qu'il faille, sans plus tarder, recourir aux méthodes sanglantes, plus ou moins radicales ».

Et le traitement non sanglant dispose de deux moyens principaux : ce sont l'immobilisation et l'orthopédie. Mais il ne faut pas quand même s'obstiner dans cette thérapeutique expectante et quand on voit le pus se reproduire avec abondance et rapidité, le sujet s'amaigrir, si la fièvre paraît, il ne faut pas hésiter ! Opérer.

Donc, pour nous résumer :

a) Dans les tumeurs blanches non suppurées, la plupart se contentent de l'immobilisation et beaucoup y ajoutent certaines injections.

b) Dans les tumeurs blanches suppurées :

1° Abcès non ouverts
{ Immobilisation avec compression et révulsion, car l'abcès peut encore se résorber... ou opération.

2° Abcès ouverts avec fongosités vivaces.
{ Opérations sanglantes ou injections.

« Mais, remarque Broca, ces tumeurs blanches, qui aboutissent ainsi à l'amputation, durent ne pas être bien traitées dès le début; car, par un traitement précoce et bien dirigé, on évitera presque toujours ces mutilations désastreuses. Il est donc d'une importance capitale de poser un diagnostic précoce et précis, et cela fait, d'imposer à la jointure une immobilisation rigoureuse et prolongée en bonne attitude... » pour s'éviter pareils ennuis. « Au membre inférieur, il ne faut faire cesser que tard l'immobilisation ».

Pour Broca, la guérison spontanée se fait par le mécanisme suivant. Les lésions osseuses, en ce cas, sont très souvent nulles ou médiocres. Les fongosités qui ont envahi la synoviale subissent alors peu à peu la transformation fibreuse. Mais des délabrements osseux notables sont compatibles avec la guérison et cela même lorsque la carie a pris une allure sérieuse, quand le tissu fongueux a subi la caséification et le ramollissement en abcès froid, lorsque ces abcès se sont ouverts et fistulisés au dehors et qu'une infection pyogène est venue se surajouter à l'infection tuberculeuse qu'elle aggrave.

Sonderegger accuse aussi la négligence de causer bien souvent tant de ravages.

Le traitement n'est pas fini. Contre l'atrophie musculaire, on peut et doit se servir de l'électricité et du massage pendant la convalescence.

Forgue et Reclus donnent aussi presque les mêmes conseils dans leur ouvrage. Le traitement des tumeurs blanches doit se baser sur l'état et l'étendue des lésions, leur marche, etc.

Y a-t-il un état stationnaire de ces lésions, leur évolution est-elle lente? torpide? y a-t-il absence de réaction inflammatoire, peu de retentissement sur la nutrition générale? Abstention opératoire, car là sont des indices d'une guérison spontanée possible.

L'opération serait en outre contre-indiquée chez ceux qui ont des viscères en dégénérescence amyloïde, « compagnes fréquentes des suppurations intarissables et des arthrites fongueuses. » (Forgue.)

Chez le vieillard et les très jeunes, de même. Car nous devons craindre chez ceux-ci les complications méningitiques.

Mais elle peut être très souvent de règle au cours de fièvres tuberculeuses « à pyrexie continue et type irrégulier, à tracé capricieux, » « car alors le malade, dit Ollier, est en pleine floraison tuberculeuse; une granulie s'accomplit ou se prépare. »

Il faut donc « instituer, au meilleur moment, la meilleure forme du meilleur traitement », a dit Trélat.

« Toute la chirurgie pourrait tenir dans ce précepte général : bien remplir l'indication... »

Donc, pour Trélat, il y a contre-indication opératoire si la tuberculose pulmonaire ou viscérale est grave, si l'opération réclame de trop grands délabrements. « Il faut, en outre, bien se pénétrer des préceptes posés par le professeur Bouchard au sujet du traitement général des tuberculeux. » Il est de notre devoir de stimuler les mutations nutritives, de lutter avec énergie contre l'action dépressive de la tuberculose, en un mot rendre plus puissante ou si possible faire renaître en cet organisme malade la force de résistance devant les toxines, sécrétées par le bacille et l'envahissement de ce dernier.

Nous allons, pour achever cette étude, parler brièvement de certains autres procédés opératoires... à peine ébauchés dans le cours des pages précédentes.

A côté de l'immobilisation, il y a l'extension continue recommandée par Sauvage, de Caen, mais préconisée surtout en Amérique.

Bœckel et Monod la pratiquent en France. Blandin, Humbert, Collineau de même, autrefois.

Expérimentée par Kœnig et Paschen, puis Morosoff de Charkow, enfin par Lannelongue.

Le meilleur appareil, au dire de Lagrange, est celui de Piéchaud, de Bordeaux. Il se compose essentiellement : 1° d'un corset enchassant le buste, muni en haut et en bas d'anneaux métalliques auxquels aboutissent les liens fixateurs ; 2° de bandes de flanelles destinées à assujettir sur les membres inférieurs, au-dessous des pieds, des étriers recevant des tubes de caoutchouc pour traction continue ; 3° d'un matelas dur, bien capitonné, pour éviter dans le lit les dépressions et les portées à faux ; 4° d'une claie en osier, avec matelas, analogue au précédent pour le malade et le permettant d'aller dehors.

A côté de l'extension... et des traitements purement mécaniques, nous trouvons l'usage des résolutifs mécaniques aussi, tels que compression. Il importe que l'articulation soit également comprimée sur tous ses points, grâce à un système de bandelettes en diachylon imbriquées à la manière des bandes de Scultet.

Lisfranc s'en servait souvent.

Le massage, Gaujon l'utilise... Kœnig n'a essuyé que des échecs par ce moyen.

Kœnig ne prise non plus pas beaucoup la méthode Priessnitz ou Hueter, c'est-à-dire l'emploi prolongé des enveloppements humides d'eau ou de solution phéniquée. Il rejette aussi l'emploi du fer rouge, car, pour lui, son efficacité est trop douteuse; il a de plus l'inconvénient de déterminer des fistules. Il lui préfère les petits vésicatoires volants, déjà vantés par Velpeau, malgré leur efficacité restreinte. Mais, par contre, il dit avoir une assez grande confiance dans la compression aussi long-temps, du moins, que l'arthrite est essentiellement fongueuse. Sa méthode consiste en des applications de bandelettes de sparadrap, larges d'environ 3, 4 centimètres s'imbriquant, et renforcées par des tours en huit de chiffre autour de l'articulation.

Une traction énergique et régulière doit être exercée sur ces bandelettes.

« Quel que soit le traitement employé, le membre sera immobilisé dans un appareil (plâtre, silicate ou magnésite). L'appareil doit s'étendre des malléoles à la hanche. » Kœnig n'emploie l'appareil à extension que dans certains cas chroniques et d'une façon passagère, pour lutter contre la douleur et la contracture ; «passagère, car sinon elle produirait un relâchement notable des ligaments et rendrait ainsi l'articulation ballante.» Reyher et Schultze, Ranke et Weber ont bien étudié ce point.

Pour en revenir aux partisans des révulsifs, disons que Velpeau, Percy et Larray, Gerdy employaient des vésicatoires ou moxas, tandis que Scott, Suchard, Marc Sée, Cazin et Poirier combinent les badigeonnages avec la compression et l'immobilisation.

Kolommin et Vincent se trouvent bien des cautérisations ponctuées et transcurrentes.

Nous ne citerons qu'en passant les méthodes de chauffage articulaire au moyen de briques maintenues à 50°, celles recourant à la réfrigération... Viricel, Guyot, Gerster, etc., les employèrent. L'électricité fut à son tour utilisée et donna, entre les mains de quelques-uns, quelques bons résultats.

N'oublions pas de mentionner une autre méthode, très récente.

L'immobilisation ne réussissant pas toujours et son emploi trouvé trop long, plusieurs chirurgiens recoururent aux injections modificatrices... dans l'espoir d'activer le processus scléreux. Et ils réussirent. De là est née cette méthode des injections interstitielles et intra-articulaires.

Le Fort vante les injections au sulfate de Zn au dixième; Hueter, la solution phéniquée à 2 o/o. Franzolini recourt à l'éther iodoformé ; Wendelstadt, à l'huile iodoformée. Petersen et Schede en ont obtenu des succès.

Fédor Krause, Bergmann, Küster, W. Koch, de Vos emploient aussi la glycérine iodoformée. Marc Sée, en France, s'en sert de même.

La méthode sclérogène est suivie par Dumesnil et Lutin, Schwartz et surtout Lannelongue.

Les injections interstitielles trouvent des partisans en Léonti, qui s'en sert dès le début... Si échec, il opère.

Keussner se déclare aussi favorable à ce procédé. On se sert de teinture d'iode, d'acide phénique, de ClZn, etc.

Les uns pratiquent, après chaque injection, l'immobilisation; d'autres y renoncent. Les uns font suivre ce traitement par injection et après guérison, d'une certaine période de contention, (ce procédé offrant plus de garantie) ; les autres mobilisent la jointure, etc.

Nous étudierons, plus loin, ce procédé des injections intra-articulaires, avec plus de détail; car il mérite, par les résultats qu'il nous donne, que nous nous y arrêtions tout spécialement.

Quant aux opérations sanglantes, nous voyons l'arthrotomie trouver des défenseurs en Schede, Albert, Scriba, Hagedorn, etc., mais B. Bell, Bogehold, démontrent l'insuffisance d'un tel traitement, dans la plupart des cas. Par contre, Lister, Attenturrow la défendent. A l'arthroxésis, nous rangeons Letiévant, Poinsot. On conserve par ce moyen les ligaments.

Ces opérations ont, certes, donné parfois de bons résultats, mais elles ne sont utiles qu'à un certain nombre de sujets. Il faut, dans les tumeurs blanches qui résistent au traitement conservateur, faire plus et mieux que l'arthrotomie.

La résection, trop souvent, devient nécessaire, cette résection, jadis pratiquée déjà par Vermandois, Park et Moreau.

Mais est-elle toujours à recommander ?

Il y a quelques années on en faisait un abus.

Une vive réaction s'est produite « sous l'influence de deux faits qui dominent l'histoire actuelle de la tuberculose, savoir : l'inoculabilité de l'affection et la nature éminemment infectieuse du microbe qui la caractérise. (Verneuil, Warthmann).

A lire les travaux instructifs de Synman et Ahrens à ce sujet. Albert, de Vienne, a, notamment, critiqué les résections dans leur principe théorique et leurs résultats pratiques. Il veut les remplacer par l'expectation chez l'enfant, tout au moins. Mais, selon la judicieuse remarque de Lannelongue, il y a une juste mesure à garder entre une opération prématurée et l'abstention de toute intervention sanglante.

Leroux, Berger, Polaillon, Périer citent des faits malheureux d'intervention chirurgicale chez des phtisiques. Kummer, Lucas-Championnière, Demons, eux, n'ont pas constaté pareilles suites.

Il faut, somme toute, a dit Trélat, savoir dresser l'inventaire organique et fonctionnel du malade avant d'agir.

Schamacker, Lossen (in *Handbuch der chir, Pitha und Billroth*), étudient les néarthroses pivotantes, conséquence

des résections ; Schmidt-Monnard (la mortalité et sa statistique) se montre favorable aux résections.

Pour finir, mentionnons encore quelques procédés très secondaires : la stase veineuse de Bier. Zeller et Baschke y ont eu
recours. Et n'oublions pas de parler d'une opération relativement très-répandue. L'arthrectomie : opération qui a pour
but l'ablation des parties molles articulaires infectées et
parfois l'abrasion même des cartilages si ceux-ci sont lésés.
Certains l'emploient à l'exclusion de tout autre procédé. Quant
à l'arthrectomie partielle, nous voyons que Kroenlein, Neuber,
Hahn, Herding, Bryand, Pollard, et Owen y ont eu recours.
Tilling, Saxtorph, Ceccherelli, Durante et Mugnai de même.
Julliard l'emploie parfois.

Nous en avons fini avec cette revue rapide des divers modes
de traitements et de leurs défenseurs attitrés.

En un mot, nous ne devons pas oublier, dans le traitement,
cette phrase de Trélat qui résume notre devoir :

« Lorsque, chez un tuberculeux, l'une des localisations
aggrave l'état général, il faut, — si c'est possible, — supprimer cette localisation par une exérèse ; si, au contraire, ce
sont les lésions viscérales qui dominent la scène, il faut
s'abstenir de toute opération ». — « Mais la répartition de
ces influences est toujours délicate, souvent difficile, parfois
trompeuse ! »

Après lecture de ces pages, on peut voir que la plupart
des chirurgiens sont partisans de l'immobilisation, — au moins
au début des lésions. Mais, cependant, l'immobilisation peut
être insuffisante, comme vont nous le prouver les observations
suivantes.

Alors quelle doit être la conduite du chirurgien ? Doit-il
recourir d'emblée à une opération sanglante ?

Nous ne le pensons pas, si les lésions ne compromettent
pas trop l'état du membre.

On peut et doit recourir, en ce cas, à une autre méthode conservatrice : celle des injections modificatrices intra-articulaires.

Quelques observations, recueillies un peu partout, nous serviront à établir l'efficacité de cette thérapeutique, vantée par plusieurs chirurgiens surtout allemands, et non des moindres.

Elle peut donc épargner au malade le désagrément d'une opération toujours si difficilement acceptée et, au médecin, quelques craintes justifiées de voir plus tard un membre rendu impotent, si l'on recourt à la résection chez un enfant, et qu'on ait le malheur d'extraire le cartilage ostéogène.

Les injections, après tout, ont une réelle valeur, et certains chirurgiens, justement renommés, les emploient avec succès même systématiquement, avec ou sans immobilisation, avant ou après formation d'abcès.

Nous étudierons ceci plus longuement dans un prochain chapitre.

CHAPITRE IV

OBSERVATIONS CLINIQUES

Nous avons cru devoir nous arrêter aux dates d'opération dans le relevé de ces diverses observations.

Car, n'étant destinées qu'à nous prouver l'insuffisance du traitement par l'immobilisation, il nous était, dès lors, superflu de vouloir les relater intégralement.

A. — GENOU

(Observations dues à l'obligeance de M. le professeur Estor. Inédites).

Première observation

Tumeur blanche du genou suivie de résection

F... (Louis), âgé de 13 ans, entré à l'hôpital, le 5 janvier 189..

Antécédents héréditaires. — Père mort à 40 ans, très probablement de bacillose pulmonaire. Mère en bonne santé. Un frère bien portant ; une sœur est morte de maladie inconnue ; nous savons seulement qu'elle portait au cou de volumineux ganglions suppurés.

Antécédents personnels. — Broncho-pneumonie à l'âge de 9 ans. Kératite des deux yeux en bas âge.

Début de la maladie actuelle. — Il y a un an et demi par des douleurs légères, qu'on croyait pouvoir expliquer par la croissance. Après la douleur est survenu du gonflement. Il s'est mis ensuite à boiter et depuis neuf mois ne marche pas. Le traitement a consisté en pointes de feu et immobilisation pendant six mois dans un appareil silicaté.

Le 6 janvier, un abcès s'est ouvert sur la face antérieure de la cuisse.

État actuel. — Le 9 janvier, le genou est globuleux; il est moins distendu que ces jours derniers, par suite de l'ouverture du trajet fistuleux. La pression sur le tibia n'est nullement douloureuse. Peu de douleur aussi sur l'extrémité inférieure du fémur.

La bourse séreuse, placée au-dessus du cul-de-sac sous-tricipital, communique certainement avec l'articulation et est envahie par les fongosités.

Rien aux poumons ni au cœur. État général satisfaisant.

Résection du genou, le 9 janvier 1899.

Observation II

Tumeur blanche du genou suivie d'une arthrotomie

H..., B..., entrée à l'hôpital le 12 janvier 1899.

Antécédents héréditaires. — Père et mère bien portants. Deux autres enfants en bonne santé.

Antécédents personnels. — Bonne santé habituelle.

Début de la maladie. — Il y a 2 ans environ. Depuis le mois de juin 1887, elle a été immobilisée sans grands résultats.

État actuel. — Le 16 janvier 1899. Le genou est globuleux. Il présente, surtout à la partie externe de l'articulation, des fongosités en quantité notable. La peau est saine. Les mouvements limités par la douleur. Quelques croutes d'impétigo à la face.

16 janvier. — Anesthésie à l'éther. Arthrotomie.

Observation III

Arthrite tuberculeuse du genou gauche. — Arthrectomie

Louis Fr..., 7 ans, né à C...., le 12 juillet 1891. Entré à l'hôpital, le 11 mars 1899.

Antécédents héréditaires. — Père et mère bien portants. Deux frères en bonne santé.

Antécédents personnels. — Il dit n'avoir jamais été malade.

Début de la maladie actuelle. — Il y a trois mois environ.

État actuel. — Le 11 mars. Le genou gauche est globuleux et mesure deux centimètres de plus de circonférence que le droit. Il n'est pas douloureux à la pression, sauf au niveau du condyle interne du tibia. Les fongosités ne sont pas très développées; pas de point ramolli; la peau est saine.

Les mouvements de flexion et d'extension très peu étendus et limités par la douleur. La cuisse légèrement atrophiée a un centimètre de moins que la cuisse droite. Pas d'autre localisation de tuberculose.

État général bon.

15 mai. — Appareil inamovible. Sorti.

29 avril. — Entré à l'hôpital.

2 mai 1899. — Malgré l'immobilisation, l'état du genou parait s'être aggravé. Le genou gauche mesure deux centimètres de plus que le droit. La pression sur la face interne est douloureuse au niveau de l'interligne. Les mouvements sont presque abolis. Il y a enfin des fongosités abondantes. La température du genou gauche est plus élevée que celle du genou droit. Il s'agit évidemment d'une tumeur blanche à marche rapide, et nous pensons qu'il est prudent de faire une arthrectomie. Rien aux poumons. État général assez bon.

Opération : 4 mai. — Arthrectomie.

Observation IV

Tumeur blanche du genou gauche.— Arthectromie

Jean Et..., 2 ans 1/2, entré dans le service le 24 avril 1899.

A. H. — Père et mère bien portants.

A. P. — L'enfant n'a jamais été malade.

Début de la maladie actuelle. — Il y a trois mois environ.

État actuel (5 mai 1899). — Le membre inférieur gauche est en flexion à angle droit et on ne peut imprimer, à la jambe, que de très légers mouvements. Le genou droit mesure 23 centimètres et demi et le gauche 27. Ce dernier, globuleux, parait douloureux à la pression. Il y a peu de fongosités et l'hypertrophie du genou est due surtout à des lésions osseuses.

Au commencement du mois d'avril, il a été immobilisé par M. Imbert et il est resté dans un plâtre jusqu'à ces derniers jours.

L'immobilisation n'a eu aucun heureux effet. Aussi, nous décidons-nous à pratiquer une intervention sanglante.

État général bon. Bon appétit. Sommeil interrompu par la douleur. Rien à la poitrine. Diarrhée. L'enfant va à la selle cinq à six fois par jour.

Opération, le 6 mai 1899. — Arthrectomie.

Observation V

Tumeur blanche du genou droit. — Résection

Elis. T..., âgée de 7 ans. Entrée à l'hôpital le 4 juin 1899.

A. H. — Père assez bonne santé. Mère souffre d'une endométrite remontant à onze ans. Trois autres enfants en bonne santé.

A. P. — En décembre 1895, bronchopneumonie qui a duré un mois.

En septembre 1898, fièvre typhoïde.

Début de la maladie actuelle. -- Il y a 3 ans environ, après la broncho-pneumonie déjà signalée. Depuis le début jusqu'à aujourd'hui, l'enfant a été immobilisé à trois reprises différentes, mais pendant un temps relativement très court, et la durée de l'immobilisation totale ne dépasse pas quatre mois.

Le genou a suppuré et s'est spontanément ouvert deux fois sur la face interne et une fois sur la face externe.

État actuel (le 5 juin 1899). — Bon appétit et bon sommeil. Pas d'amaigrissement. Le membre inférieur droit est en flexion et la jambe fait avec la cuisse, presque un angle droit.

A la face interne du genou, on trouve des cicatrices indiquant cinq points qui ont suppuré. A la face externe, au niveau des condyles du fémur : orifices fistuleux. L'hypertrophie du genou est constituée essentiellement par des lésions osseuses.

7 juin 1899. — Opération. Résection.

Observations recueillies dans diverses revues

Observation VI

(ex Ménard)

Arthrite tuberculose ancienne du genou droit. — Fistules après point·· de feu pénétrantes. — Arthrectomie. — Nids tuberculeux dans l'épaisseur du condyle externe.

B..., garçon de 13 ans, arrive à Berck, le 12 novembre 1896, avec une arthrite tuberculeuse du genou droit, déjà ancienne de plus de deux ans.

La région du genou est fortement tuméfiée ; le tibia est subluxé en dehors et en arrière.

Le 17 décembre 1897, application de pointes de feu pénétrantes ; appareil plâtré.

Deux de ces pointes de feu, qui avaient donné issue à du caséum, restent fistuleuses.

Le 22 mars 1897, arthrectomie.

Observation VII

(Résumée)

(ex Ménard, de Berck, in *Congrès de chirurgie*, 1896)

Arthrite tuberculeuse du genou droit avec caverne tuberculeuse de la rotule. — Fistules successives. — Ablation de la rotule et arthrectomie du genou.

Lep..., fille de 5 ans 1|2, entre à l'hôpital le 10 octobre 1891, pour une arthrite tuberculeuse du genou droit. Trois fistules s'ouvrent au devant du tendon rotulien. Gomme tuberculeuse sur fesse droite.

2 novembre. — Persistance des fistules ; le 21 novembre, leur cicatrisation.

7 décembre 1894. — Appareil plâtré. Aucun accident nouveau ne se montre pendant neuf mois.

28 septembre 1895.— Production d'un abcès dans le creux poplité, en dehors de la ligne médiane, un peu au-dessous de l'interligne articulaire.

Cet abcès mixte, — bacillaire et infecté par les microbes de la suppuration, — en raison de l'état fistuleux antérieur, est traité par des ponctions suivies d'injection de naphtol camphré, le 28 septembre ; puis une deuxième fois, le 8 octobre, sans succès.

26 octobre. — Une fistule s'ouvre à l'extérieur et donne issue à une assez grande quantité de pus.

Pansement iodoformé, suivi d'érythème iodoformé, puis pansement salolé.

20 novembre 1895. — La fistule persiste et fournit une suppuration peu abondante. Creux poplité et cul-de-sac sus-rotulien remplis de fongosités.

21 novembre 1895. — Arthrectomie.

Observation VIII

(Ménard, in *Rev. orth.*)

Arthrite tuberculeuse du genou. — Fistule ancienne. — Arthrectomie

Jah... entre à l'hôpital maritime le 22 août 1894. Cette enfant, âgée de 10 ans, est envoyée à Berck pour une arthrite tuberculeuse du genou gauche.

Les fongosités semblent peu abondantes. La région du cul-de-sac sous-tricipital est peu tuméfiée. Le gonflement forme un bourrelet antérieur demi-circulaire répondant au niveau de l'interligne articulaire.

Un orifice fistuleux est situé au-devant de la tête du péroné. Le creux poplité est empâté, plus résistant, plus dur, plus soulevé que du côté sain. La jambe est légèrement fléchie et déviée en dehors en valgus, ce qui produit un écartement inter-malléolaire de 7 cent. 1|2.

L'affection du genou est très ancienne ; son début remonte à plus de trois ans.

Au moment de l'arrivée, le genou est enfermé dans un appareil plâtré.

L'écoulement fistuleux est très faible.

Le même écoulement faible est noté le 14 septembre. Il cesse au commencement de novembre. A partir du 1er janvier, le malade commença à marcher à béquilles avec un appareil plâtré que l'on renouvelle tous les deux mois.

Au mois d'octobre, la fistule, qui s'est reproduite, persiste toujours. Nous demandons l'autorisation d'intervenir.

Le 17 novembre 1895. — Arthrectomie.

Observation IX

(Sendler. Deutsch Zeit, f. chir, XXVIII, 1888)

Arthrite tuberculeuse chronique du genou droit. — Foyers tuberculeux dans la rotule et le tibia. — Arthrectomie synoviale et osseuse

Vic. Z..., 64 ans, entrée le 1er mai 1887. Arthrite fongueuse chronique du genou droit ; foyers tuberculeux dans la rotule et le tibia.

Bonne santé. Contusions répétées du genou droit à la suite d'un effort. Douleurs dans le genou droit depuis six mois. Presque en même temps, le genou se tuméfie lentement et progressivement. Dans ces derniers temps, les douleurs sont très vives surtout à la partie interne. Sommeil impossible. Depuis quatre mois, traitements conservateurs inutiles, immobilisation, etc. A son entrée : gonflement considérable du genou droit ; peu de fluctuation. Douleurs accrues par pressions et mouvements provoqués. Quelques craquements articulaires.

25 mai 1887. — Arthrectomie synoviale et osseuse.

Observation X

(Pollard. Lancet, I. 1888. Résumée)

Synovite tuberculeuse du genou.— Arthrectomie synoviale.

W. C. S. ., 4 ans. Un an avant son admission, traumatisme du genou gauche ; à la suite de douleurs articulaires, gonflement. Appareil de Thomas pendant 6 mois. Résultat : néant.

17 sept. 1887.—Arthrectomie.

Observation XI

(Pollard *Loc. cit*, Résumée.)

Tumeur blanche du genou avec abcès.— Arthrotomie.

W. H., 7 ans, admis le 30 avril 1887. Souffre du genou gauche depuis 3 ans 1/2 à la suite d'une chute. Immobilisation et appareil de Thomas. Résultat nul.

A son entrée, tuméfaction du genou et abcès au-dessus de la tête du péroné.

7 mai 1887. — Arthrotomie.

Observation XII

(Pollard, *Loc. cit.* Résumée.)

Ostéo-arthrite du genou. — Arthrectomie synoviale et osseuse.

T. B..., 4 ans, admis le 2 sept. 1887. Depuis le commencement de 1887, gonflement du genou droit. Appareil de Thomas. Douleurs augmentent. Localisations tuberculeuses sur le coude et la hanche.

13 sept. — Arthrectomie du genou droit.

Observation XIII

(Ardle, *Dublin med. journal* 1889. Résumée.)

Tumeur blanche du genou. — Arthrectomie partielle.

M. H...,18 ans, entrée le 6 janvier 1885. Tumeur blanche du genou. Immobilisation et pointes de feu sans résultats. Douleurs et gonflement articulaires. Arthrectomie.

Observation XIV

(ex Péan, in. *Leç. de. Clin. chir.*)

Tumeur blanche du genou. — Immobilisation. — Echec. — Résection.

B..., 7 ans, 12 mai 1888. Début de la maladie il y a deux ans, à la suite d'une chute.

Son genou enfla peu à peu et se fléchit: redressement et immobilisation pendant onze mois ; puis compression ouatée et pointes de feu ; traitement général reconstituant.

Etat actuel. — Genou volumineux, dur, sauf au niveau des culs-de-sac inférieurs de la synoviale. Il mesure 2 cent. 1/2 de plus que le genou gauche. Il n'est point douloureux à la pression, sauf au niveau de sa face interne. La jambe est dans l'extension et ne peut être fléchie. Le mollet droit a 1 cent. de moins que le gauche. La cuisse droite, à 4 doigts au-dessus du genou, mesure 2 cent. de moins. Il ne paraît point y avoir de raccourcissement du membre.

Etat général. — Bon.

12 mai. — Résection.

Observation XV

(J. Boeckel, in *Résection du genou*, Paris, 1889.)

Arthrite fongueuse suppurée du genou, datant de 8 ans, sans fistules. — Résection.

Sœur Hyp.., relig. de Saint-Vincent-de-Paul, 42 ans, est atteinte depuis 8 ans d'une tumeur blanche du genou droit. Immobilisation pendant plusieurs mois sans succès.

Vers le 10 avril, elle rentre au couvent de la Toussaint.

27 avril. — E Boeckel pratique la résection du genou.

Observation XVI

(J. Boeckel, *Loc. cit.*)

Arthrite fongueuse suppurée du genou datant de l'enfance. — Résection.

Pel. El..., 14 ans, a été atteinte d'une affection du genou dès sa 2ᵐᵉ année. Un abcès péri-articulaire aurait été ouvert à cette époque. Son état s'améliora et se maintint ainsi jusqu'à l'âge de 6 ans. Puis le genou se tuméfia, devint douloureux et ne tarda pas à se fléchir sur la cuisse. Au bout de quelques semaines un abcès fut débridé au voisinage du genou. On put alors étendre le membre et le soumettre à l'extension continue.

Au bout de 2 mois, on immobilisa les parties malades dans un appareil plâtré que le malade conserva pendant près d'un an.

Mais dans le courant de février 1881, le genou subit une nouvelle augmentation de volume. La marche devint, sinon impossible, du moins très douloureuse. Jambe subluxée en arrière. Entrée à l'hôpital le 2 mars 1881.

Facies pâle, presque exsangue, chétive et grêle. Pas d'antécédents morbides autres ou héréditaires. Atrophie de la jambe et cuisse droites, etc.

Résection le 8 mars.

Observation XVII

(J. Bœckel, *loc. cit.*)

Tumeur blanche suppurée du genou. -- Résection

H. G..., 37 ans, entre à l'hôpital le 24 mars 1880. Début il y a 4 ans, à la suite d'un choc.

Traité par les appareils inamovibles pendant plus de 18 mois, par les pointes de feu, etc., l'affection n'a pu être enrayée.

Genou gauche globuleux, peu douloureux, sauf au niveau du condyle interne du fémur. Fluctuation manifeste. Gonflement. Résection le 27 mars 1880.

Observation XVIII

(J. Bœckel, *De la résect. du genou*, Paris 1883)

Synovite tuberculeuse du genou. -- Synovectomie

Haag. F..., 45 ans, entrée le 22 juin 1886, à la maison de santé des diaconesses.

Arthrite du genou depuis 10 mois, traitée en vain par l'immobilisation. Genou énormément distendu, fluctuant, chaud, douloureux au toucher. Mouvements impossibles à cause des douleurs. Demi-flexion. Pas de fistules. État général mauvais. Fièvre et amaigrissement. Pas d'antécédents morbides ni héréditaires.

28 juin. — Résection.

Observation XIX

(Gross, de Nancy)

Arthrite fongueuse suppurée du genou, consécutive à une ostéite du condyle interne du tibia. -- Résection

B. M..., 7 ans, entre dans le courant de l'hiver dernier au service des enfants.

Elle est affectée, depuis un an, d'une tumeur blanche du genou, développée spontanément, sans cause connue. Pas d'antécédents morbides ni héréditaires.

État actuel. Facies coloré, normal. Pas de cicatrices glandulaires. Genou gauche tuméfié, rouge, chaud au toucher. Fluctuation obscure. Pas de fistule. Jambe fléchie à angle obtus sur la cuisse. Mouvement de flexion et d'extension limités ; ceux de latéralité très prononcés.

Le traitement par l'immobilité et l'extension continue n'ayant, après plusieurs mois, donné aucun résultat, je me décide à faire la résection du genou.

Opération le 16 mars 1881. Résection.

B. — COU-DE-PIED

(Observations dues à l'obligeance de M. le professeur Estor)

Observation XX

Diagnostic. — Ostéite tuberculeuse de la malléole interne gauche

Man. A..., 9 ans. Entré le 13 août 1896. Lit n° 6.

A. H. — Père et mère bien portants. Cinq frères en bonne santé.

A. P. — Il est entré, une première fois, dans le service, en juillet 1896. On lui a appliqué un appareil plâtré et on l'a envoyé à Balaruc.

Revenu de Balaruc le 15 septembre, M. Itié a fait un curettage de la malléole interne (jambe gauche).

État actuel, 11 novembre. — Malgré cette intervention, la malléole interne gauche est beaucoup plus développée que la droite. Une fistule existe conduisant sur un os dénudé. État général bon. Aucune autre lésion tuberculeuse.

Opération, le 11 novembre. — Curettage de la malléole.

Observation XXI

Ostéite tuberculeuse des deux malléoles (côté gauche). — Curettage
de la malléole externe.

Marie V..., entrée le 22 décembre. Lit n° 6.
Âgée de 7 ans.

A. H. — Père et mère bien portants. Une sœur atteinte de coxal-
gie. Un garçon de 8 ans bien portant. Un enfant mort, à 2 mois,
de fluxion de poitrine.

A. P. — L'enfant est délicate et sujette aux bronchites. A 4 ans,
bronchopneumonie très grave. Pendant la convalescence de cette
maladie, épistaxis très abondantes.

Rougeole à 18 mois. En somme, depuis sa naissance, l'enfant a
presque toujours été malade.

Début de la maladie actuelle : au mois de mars 1892, quelques
jours avant le début de sa bronchopneumonie, le volet d'une devan-
ture, détaché par un coup de vent, lui frappa le cou-de-pied gauche
au niveau de la malléole interne.

L'enfant souffrit beaucoup ; l'articulation se gonfla et la marche
devint impossible. Survint la bronchopneumonie et pendant toute la
durée de cette maladie (2 mois), on ne s'occupa plus du traumatisme.

Une fois guérie de sa bronchopneumonie, on s'aperçut que la
marche était difficile et le docteur Borrel prescrivit des frictions
avec une pommade jaune. Le mal persistant en juin 1896, on conduit
l'enfant à Balaruc où elle est traitée par les applications de boue ; au
retour de Balaruc on applique trois vésicatoires. En octobre 1896,
elle est conduite dans le service et M. Itié lui applique des pointes de
feu sur la région de la malléole interne.

(Ces pointes de feu sont superficielles).

Dans la même séance, on applique un appareil plâtré qui resta en
place jusqu'au 17 décembre 1896.

État actuel de la maladie : 23 décembre 1896. — Le pied est en
bonne position. Les mouvements de flexion et d'extension faits par
la malade sont peu étendus. Les mouvements provoqués, sans être
normaux, sont cependant assez conservés. Les dimensions du cou-

de-pied gauche sont sensiblement augmentées et sa circonférence mesure 20 centimètres, tandis que du côté sain nous n'avons que 17 centimètres. Lorsqu'on imprime un choc brusque sur la face inférieure du calcanéum, on ne provoque aucune douleur dans l'articulation tibio-tarsienne. La pression au niveau de l'interligne articulaire en avant et en arrière n'est pas douloureuse. L'empâtement est principalement localisé au niveau des deux malléoles et surtout sur la malléole externe. La peau de cette dernière région est enflammée et présente trois trajets fistuleux de dimension variable. L'antérieur est le plus étendu. Au niveau de la pointe de la malléole externe on a nettement la sensation de fluctuation. La région de la malléole interne est moins empâtée; la peau est normale et on sent seulement de la fausse fluctuation autour de cette malléole.

Le mollet droit mesure dans sa plus grande circonférence 22 cent., tandis que le mollet gauche atteint seulement 18 cent. 1/2.

A la poitrine, il ne reste rien de son ancienne bronchite. Elle a eu un écoulement de pus par les deux oreilles, aujourd'hui complètement tari.

Etat général. — Bon. Apyrexie.

23 déc. 1896. — Opération. Curettage.

Observation XXII

Tumeur blanche du cou-de-pied

R... (Marie-Louise), 2 ans. Entrée à l'hôpital, le 25 février 1899.

Antécédents héréditaires. — Père et mère bien portants; une petite fillette de 5 ans en bonne santé.

Antécédents personnels. — Broncho-pneumonie à 2 ans.

Début de la maladie actuelle. — En juin 1898, par une légère boiterie. Au mois d'août de la même année, M. Estor diagnostique une tumeur blanche tibio-tarsienne et immobilise l'articulation dans un appareil plâtré. Cette thérapeutique ne paraît pas avoir entravé la marche de la maladie, car l'enfant nous arrive sept mois après dans l'état suivant:

Etat actuel. — Le 28 février, le cou de pied droit est très tuméfié. Il mesure 16 cent. 1/2, tandis que le gauche n'en mesure que 13.

Au niveau du scaphoïde, existe un abcès de la grosseur d'une noisette, qui est sur le point de s'ouvrir. Les mouvements de l'articulation tibio-tarsienne sont à peu près abolis ; empâtement autour du tendon d'Achille. Le tiers inférieur de la jambe présente une éruption en voie de cicatrisation et difficile à caractériser, sur laquelle on remarque des écorchures résultant de grattage.

Bon état général. Les grandes fonctions s'accomplissent bien. Pas de fièvre.

28 février. — Opération. Ablation de l'astragale.

Observation XXIII

(A. Poncet, in *Rev. d'Orthop.*, 1892)

Ostéo-arthrite envahissante du tarse. — Tarsectomie totale

Fr. B..., âgé de 21 ans. Profession : cultivateur.

Examen. — 12 mai 1892.

Entré à l'hôpital en avril 1886.

Début de la maladie par des douleurs dans le pied droit, à partir de 16 ans. Il les attribue à l'action prolongée de l'humidité, habitant une chambre malsaine et crue.

Si non bonne santé apparente.

Antécédents héréditaires. — Aucune tare tuberculeuse.

Après examen. — On porta le diagnostic d'ostéo-arthrite tuberculeuse médio-tarsienne.

Traitement antérieur. — Pointes de feu profondes à trois reprises différentes, avec un intervalle de quelques mois, en 1886, puis immobilisation.

Résultat nul... ou plutôt s'aggravant. Un abcès se forme.

En janvier 1887. — Opération. Ablation des calcanéum, astragale et scaphoïde, etc.

Observation XXIV

Ostéite du calcanéum. — Excision

(ex Collon, *Th. de Berne*, 1886).

B. A..., 25 ans. Entrée le 10 août 1881. En avril 1881, distorsion du pied. Depuis lors, enflure et rougeur avec douleurs immédiates. Pas d'amélioration par le massage ni par des appareils plâtrés consciencieusement appliqués.

Autrefois bien portante. Poumons sains ; rien dans l'hérédité.

Diagnostic. — Ostéite du calcanéum.

11 nov. 1881. — Excision du calcanéum.

DEUXIEME PARTIE

AVANT-PROPOS

Voilà l'état de la question jusqu'à ces dernières années. Depuis lors, quelques voix autorisées s'élevèrent contre l'immobilisation.

Elles devinrent de plus en plus nombreuses et voici qu'à l'heure actuelle, devant cette insuffisance par trop souvent manifeste, en certains cas, chirurgiens éminents et petits praticiens de campagne renoncent à l'immobilisation pour adopter les injections, défendues jusqu'ici par quelques solitaires.

Ne restera-t-il plus « le principe ni même le souvenir » de cet ancien procédé de thérapeutique?

Non. Une méthode qui a su procurer tant de succès peut bien se faire pardonner des échecs... Non !.. cette méthode ne peut mourir ! Elle peut voir son domaine se restreindre, lui adjoindre quelque autre procédé, mais disparaître? jamais.

Nous allons donc étudier maintenant la question des injections intra-articulaires dans le traitement des tumeurs blanches.

CHAPITRE V

ETAT ACTUEL DU TRAITEMENT PAR LES INJECTIONS MODIFICATRICES INTRA-ARTICULAIRES

Aperçu général

Devant l'insuffisance de l'immobilisation et la crainte d'un envahissement prochain de l'organisme par le mal qui couve dans ce foyer articulaire (les exemples ne nous manquent pas, après lecture des nombreux compte-rendus de Clinique, etc.), que doit-on tenter?

Faut-il s'acharner à prescrire quand même le repos et les appareils, que le malade maudira bientôt avec raison? ou s'avouer vaincu dans cette lutte opiniâtre contre la tubercu-lose?... enfin, recourir, sans plus tarder, à une opération chi-rurgicale sanglante?

Nous ne le croyons pas... à moins que la lésion ne soit trop grave et ne mette en péril l'existence du malade.

Que faire? quelle doit être notre conduite?

Recourir, diront plusieurs chirurgiens actuels, à une méthode très conservatrice, elle aussi, plus même que l'immobilisation, puisque dans la plupart des cas, elle nous permet de garantir le retour des mouvements. Et cette méthode, née d'hier et déjà féconde en succès, c'est celle des injections modificatrices intra-articulaires.

On l'emploie seule et dès le début ou consécutivement à des

échecs avec la contention, etc. Les résultats en sont excellents, nous déclarent ses partisans.

Des preuves? en voici : parmi tant d'observations que cha-cun peut ou pourra lire dans les revues et monographies (M. Calot de Berck nous promet un mémoire très documenté en la matière), nous en avons puisé quelques-unes qui serviront à établir l'efficacité réelle de cette méthode.

Mais avant, nous nous croyons permis de traiter — brièvement — la question théorique de ces injections... ensuite, nous étudierons les matières employées, le manuel opératoire et les résultats obtenus.

Car ce sujet des résultats est trop important pour que nous ne lui consacrions pas quelques lignes.

Il doit l'être, puisque, comme nous le verrons plus tard, nous conclurons à l'emploi de ces injections, après l'insuffisance du repos et des appareils contentifs.

Mais d'abord constatons cette réaction, qui devient de plus en plus menaçante pour le procédé si cher à nos devanciers.

On ne se contente plus de la tolérer comme un procédé du bon vieux temps, on veut plus. Et d'aucuns cherchent à la supprimer radicalement de notre pratique.

Nombreux sont les chirurgiens qui, à l'heure présente, recourent, d'une manière systématique, c'est-à-dire dès le début, aux injections modificatrices... oublieux des services rendus jadis par le repos absolu.

Mais à côté de ces « ultra », certains, plus timides, ne s'en servent qu'après échecs seulement avec l'immobilisation et l'emploient seule ou jointe à l'ignipuncture.

Ils ne se plaignent pas de cette conduite ; l'action sur les bacilles étant plus énergique, on est plus certain de nuire au développement des lésions.

Ainsi, nous assistons, en cette fin de siècle, à un revirement complet dans nos principes thérapeutiques.

Et ces quelques solitaires qui ont lancé dans le monde médical ce procédé, rencontrent des adeptes, de plus en plus.

Pour eux donc, l'immobilisation seule a vécu et trop vécu !

Nous nous efforcerons de suivre ce mouvement et de résumer la pensée de ces innovateurs.

N'oublions pas cependant de remarquer qu'un chirurgien — vers le milieu de ce siècle — avait déjà essayé maintes fois cette thérapeutique et lui devait même certains succès.

Ce chirurgien fut Bonnet. Il ne manquait point de hardiesse pour l'époque.

Il eut donc l'occasion de traiter plusieurs cas d'arthrites et d'abcès tuberculeux articulaires par des injections. Pour lui, « dans tout abcès, l'impuissance de l'expectation doit conduire le chirurgien à des opérations ou des injections irritantes ».

Voici son manuel opératoire qui diffère bien peu du nôtre.

Après incision ou ponction, il lave l'abcès à l'alcool et injecte ensuite soit de la teinture d'iode soit de l'alcool.

Comment explique-t-il l'action de ces injections, dites irritantes? Selon lui, l'effet se borne à donner une marche aiguë à la maladie ou, en d'autres termes, à convertir un abcès froid en un abcès chaud.

« Je ne peux apprécier la valeur de la ponction suivie d'une injection irritante que d'après les faits que j'ai observés ; *aucun auteur*, à ma connaissance, n'ayant employé cette méthode ; comme la question est importante, je ferai connaître ces résultats que j'ai obtenus dans les abcès des articulations. »

Ci-joint quelques observations puisées dans l'ouvrage de Bonnet, traitant des maladies articulaires.

Cet observateur remarqua, en outre, que souvent il y avait défaut presque absolu de réaction en présence du liquide modificateur, et cela « grâce à une couche morbide » qui tapisse la synoviale et « a peu de tendance réactionnelle ».

Voilà son explication.

Quant aux résultats obtenus, il s'en félicite.

« Je ne doute pas qu'avec cette méthode, unie à l'hygiène, on ne réussît à obtenir des guérisons complètes, dans l'espace de moins d'une année, ce résultat supposerait, toutefois, que l'état général du malade fût satisfaisant. »

Ce traitement n'eut aucune vogue et tout retomba dans l'oubli pendant quelques années.

L'exemple venait cependant de haut, mais ne profita guère aux contemporains, à en juger par ce silence presque total là-dessus. Cependant, pour être juste, faisons remarquer que déjà, autrefois, Fabrice d'Aquapendente faisait des injections de vin et d'oxymel, dans les cas d'abcès froids ; en ce siècle, Velpeau, et après lui, Bonnet, Jobert, Chopin, Chassaignac, Forget, etc., préconisèrent des injections de teinture d'iode mais dans l'intérieur des abcès seulement, Dupuytren s'en servit, Sédillot de même, mais après incision de la tumeur blanche.

Laugier, lui, ne partageait pas l'enthousiasme des Bonnet et autres, à cause des récidives et des accidents inflammatoires. Par contre, Huguier, Jamain, Ricord obtinrent plusieurs cas de guérisons, grâce aux injections iodées dans des abcès symptomatiques d'altération osseuse.

A d'autres et plus modernes.

Ce fut d'Allemagne que partit ce mouvement de protestation contre l'abus des opérations sanglantes, la trop grande confiance dans les appareils contentifs et leur usage trop prolongé.

Parmi les promoteurs de cette méthode, nous trouvons Albert et Kœlischer. Ceux-ci se montrent favorables aux injections de ClCa. ou de phosphate acide de chaux... dans le but de former sur les parois des fongosités une couche calcaire ou de les détruire, et d'étouffer ainsi le germe envahissant et destructeur. Müller, de Leipzig, nie l'efficacité du phosphate de chaux.

Par contre, Sprengel obtint deux guérisons d'arthrites fongueuses tibio-tarsiennes.

Hueter, dès 1878, préconisa les injections intra-articulaires comme traitement des tumeurs blanches.

Kœnig même, l'apôtre infatigable des résections, dut reconnaitre que sous l'influence d'un bon traitement local : injections phéniquées et d'un traitement général approprié (arsenic), les malades guérissaient. Il injecte, soit dans les articulations, soit dans le tissu péri-articulaire, sous une pression modérée, une solution phéniquée de 2 à 3 0/0 avec des intervalles de plusieurs jours entre chaque injection. Mais il espérait mieux, ajoute-t il, de cette méthode « séduisante à première vue. »

Petersen et Schede en ont obtenu, cependant, bien des succès et Kœnig d'ajouter : « Aussi, ne peut-on que conseiller de faire de nouveaux essais de cette méthode de traitement. »

Mais au cas de suppuration, il juge insuffisante la simple ponction suivie d'injection. Pour lui, il ne faut pas craindre d'inciser et de drainer après lavage et curettage si besoin.

Nous voyons encore parmi les fervents de la première heure, G. Naumann d'Helsingborg, recourir aux injections d'iodoforme déjà recommandées par Moosetig von Moorhof, dès 1879.

Et, toujours en Suède, Bürgen le suit dans cette pratique, mais par contre, C.-J. Rosander, sans être adversaire de ce moyen curatif, élève des doutes sur l'efficacité d'un tel traitement. Il nous met en garde contre certaines déceptions, parfois cruelles. Il craint aussi que l'iodoforme employé à de si hautes doses, comme le voudraient certains cliniciens allemands n'occasionne des empoisonnements.

En effet, une voix d'Espagne se fit entendre. Cilla y Arranz nous relate un cas type d'intoxication par l'iodoforme, à la suite d'injections pour tumeurs blanches.

Nous tairons les noms de bien des partisans convaincus de la bonté des injections, les ayant déjà cités dans le cours de notre étude ; nous ne voulons tomber dans d'inutiles ou ennuyeuses redites.

Spannocchi emploie des injections d'acide picrique à 5 0/0 avec de la vaseline... mais il recommande un curettage préalable de la cavité articulaire et ceci suffit à nous faire rejeter ce système de notre étude, voulant nous en tenir strictement aux injections intra-articulaires.

Spannocchi, du reste, ne semble pas avoir convaincu ses lecteurs, car peu se servirent d'acide picrique.

Nous voyons enfin surgir la méthode classique Verneuil-Billroth : ces auteurs recourent aux injections de glycérine iodoformée, utilisée encore par Krause. Ce dernier masse ensuite et mobilise la jointure.

Fédor Krause nous conseille d'injecter un mélange de 10 0/0 d'iodoforme maintenu en suspension par de la glycérine. Car on doit éviter de se servir des solutions éthérées ou alcooliques d'iodoforme, parce qu'elles peuvent entraîner des accidents d'intoxication et produire parfois la gangrène de la peau, etc. Nous en connaîtrons plus loin la cause.

Avant d'injecter, il n'oublie jamais de faire un lavage articulaire avec une solution boriquée à 3 0/0. Tel est le précepte d'un des premiers adeptes de cette méthode.

Grâce à ces préliminaires et ce choix de glycérine iodoformée, il n'eut plus ensuite, dit-il, à se plaindre de quelques mécomptes.

Et, en effet, nous dit Wendelstadt, émus des dangers possibles avec ces injections d'éther iodoformé et des douleurs qu'elles produisent, les patriciens de Bonn renoncèrent de longue date à ce produit. Ils le remplacèrent par l'huile d'olive iodoformée.

Mieux vaut se mettre à l'abri de tels ennuis, surtout ici, où l'on peut si facilement, par quelques précautions, les éviter.

Mickuliez se sert aussi de ce mélange iodo-glycériné. Il

l'utilise même simultanément avec cet autre procédé de Bier, déjà décrit plus haut. Quant à Moosetig, il préfère les préparations d'iodoforme dissous dans l'éther.

Verneuil, un temps, leur accorda aussi ses préférences.

Trendelenburg obtint d'excellents résultats et Krause « put faire histologiquement une constatation fort intéressante ». Le tubercule, en présence de l'iodoforme, ne peut plus arriver à formation. On n'y trouve plus que des granulations dans les synoviales. Elles tendent même à disparaître après plusieurs injections ou tout au moins les bacilles qui les créent perdent leur virulence jusqu'à devenir presque de vulgaires « saprophytes ». Mais que l'on ne s'y fie pas trop.

L'acide phénique eut aussi ses fervents, entre autres : Franzolini, Hager, Rinne, Weis, Ardle, en Allemagne ; Nicaise, Labbé, Delens et Le Dentu en France. Ces chirurgiens publièrent des observations où cet emploi phéniqué a donné de bons résultats. Après l'injection, ces chirurgiens condamnent le membre ou tout au moins l'article à l'immobilisation. Hueter, avant eux, prôna les injections intra-articulaires et employait la solution phéniquée à 2 0/0 à la dose d'un ou deux grammes, surtout dans les cas d'arthrite tuberculeuse tibio-tarsienne. Par contre, Kocher n'a essuyé que des insuccès avec ces injections intra-articulaires phéniquées, puisqu'il n'obtint qu'une amélioration. Il est vrai que sa statistique ne porte que sur quatre cas. Pour lui, le traitement de choix est la résection ou l'arthrotomie.

Volkmann repousse à son tour cette méthode, sauf dans les cas d'hydarthrose tuberculeuse.

Mais l'acide phénique ne devait pas tarder à déchoir de son premier rôle d'antiseptique universel, car des études approfondies et bien suivies de la part des microbiologistes devaient plus tard démontrer que les bacilles de Koch, par exemple, pouvait lui résister, voire même se cultiver en sa présence.

Donc, ni microbicide, ni infertilisant! et en plus, d'un emploi dangereux en injection, vu sa toxicité même à petite dose.

Aussi, devant une telle constatation, chercha-t-on un autre antiseptique plus puissant et moins toxique, si possible.

On fit appel aux chimistes! et divers essais furent pratiqués. Quelques chirurgiens se servirent du soufre. Arbuthnot Lane, par exemple. Selon lui, le soufre n'exerce aucune action nocive sur la santé en général et détruit assez sûrement les micro-organismes.

Enfin, Franzolini, après s'être servi d'une solution forte phéniquée, nous recommande maintenant les injections d'éther iodoformé.

L'acide cinnamique et ses sels rencontrent, en Landerer, un partisan. Ces produits jouissent, comme tant d'autres, d'une action sclérosante et, c'est grâce à cela qu'ils doivent être surtout recommandés. Leur action, sur le bacille, n'est que secondaire.

Quant à l'iodoforme, d'action plus sûre, nombreux étaient déjà les chirurgiens qui s'en servaient.

« Il tient en échec les bacilles et rend le terrain impropre à leur culture » selon Durante.

Parmi ses partisans, est-il besoin de nommer les Grynfelt, P. Bruns, Bergmann, Kœnig, W. Koch, Kuster. Tous s'en félicitent, mais Kœnig dit préférer encore l'acide phénique à l'iodoforme.

Nous ne pouvons oublier Roux, de Lausanne, qui, depuis plusieurs années déjà, utilisait les injections d'iodoforme avec succès.

Bruns dit obtenir, par ce moyen, la rétraction des poches.

De Vos, de même, et nous fournira plus tard quelques intéressantes et très consciencieuses statistiques. Nous les utiliserons quand le moment viendra.

Pour Wendelstadt, l'huile iodoformée au 1/5 en injection chaque jour, à la dose de 2-3 cent. cubes, peut rendre de réels services. Après 4 ou 5 injections, dit-il, il obtient généralement la guérison.

Dès les dernières injections, il fait exécuter des mouvements à l'article. Il n'immobilise que si la jointure présente des douleurs très vives.

Mais tous étaient loin de partager cette confiance en l'iodoforme.

On vit s'élever plusieurs contre son emploi ; ceux-ci peu satisfaits, vu la grande toxicité de l'iodoforme et son peu de stabilité comme corps chimique.

On chercha d'autres principes moins dangereux et tout aussi énergiques. Études longues.

Inutile de dire qu'on n'a pas encore découvert, que nous sachions, ce précieux « Bacill'tôdter » réunissant ce summum de qualités : pouvoir microbicide énergique, « toxicité aussi faible que possible, causticité nulle et facilité de manipulation ».

Si nous ne sommes pas à la veille de posséder dans nos officines pareil antiseptique, nous avons du moins quelques désinfectants assez sûrs et peu toxiques.

De ce nombre est le naphtol camphré.

Après l'étude de Barth, les expériences savantes de Kaposi, Lüdwig, C. Paul, etc., Nugen, Maximowitch, Reverdin et bien d'autres l'employèrent avec succès, dans les tuberculoses locales.

Périer lui préfère le naphtol sulforiciné, mais la solution en est moins stable.

Il ne rejette pas cependant le naphtol camphré qu'il emploie à la dose de 50 ou même 100 gr.

Mais revenons aux injections iodoformées puisque ce sont

elles qui jouissent de la plus grande faveur auprès des chirurgiens.

Lauenburg, étudiant l'action de ce principe, reconnut qu'il
anéantit le bacille et empêche la paroi synoviale ou fongueuse
de proliférer. Celle-ci cesse de vivre et subit peu à peu l'évolution fibreuse. De plus, l'iodoforme a une action manifeste sur
le bacille de Koch ou ses toxines! Comment et pourquoi? Il
l'ignore.

A d'autres, enfin, l'emploi du nitrate d'argent, de la créosote
ou du gaïacol, sans oublier le thymol, dont se servirent Koch,
Liebreicht, Aussman, etc.

Crédé vante l'itrol comme supérieur au sublimé et moins
toxique que lui. Lüdy préconise l'aïrol : combinaison de l'iode
avec le dermatol. C'est un réducteur énergique, selon Unna.
Puis ce corps est peu toxique au dire de Steinberg-Meyen.

L'aristol, obtenu en faisant agir une solution iodo-iodurée
sur une solution alcaline de thymol, vanté par quelques-uns,
est trouvé inférieur à l'iodoforme, selon les recherches de van
Belen.

Dans les productions fongueuses, certains préconisent
l'acide fluorhydrique en solution à 1-2 p. 100, Quénu le croit
utile.

Ces produits ne rencontrèrent jamais la faveur dont jouis-
sait l'iodoforme, auprès des chirurgiens.

Mais en pleine Allemagne, au milieu de ce concert quasi-
unanime d'éloges à l'adresse des injections iodoformées, reten-
tissent parfois quelques voix défavorables à cet emploi.

A. Herbing s'inscrit en faux et proclame que ces injections
iodoformées sont pour le moins problématiques en leurs effets
curateurs. Le résultat fonctionnel, dit-il, est loin d'être satisfaisant.

Et puis, la guérison ne s'opère, trop souvent, qu'avec une
ankylose fibreuse, rarement osseuse : de plus, la contracture

en flexion en est souvent la conséquence. Aussi renonce-t-il à cet emploi et lui préfère la résection : plus radicale, partant plus sûre !

Nous ne nous attarderons pas à relever une erreur ! ankylose fibreuse ainsi que la flexion réservées seules aux méthodes conservatrices.

Peut-on dire cela après lecture des statistiques fort documentées des Kœnig, etc. ? Nous ne le pensons pas.

Herbing accuse encore le traitement conservateur de nous faire perdre un temps précieux.

Contre l'emploi de l'iodoforme, nous voyons Iscovesco, Zeller, Elicker. Pour eux c'est un produit dangereux qu'il faut abandonner.

Hœgyes et Harnack, Schill, Heyer et Rovsing apportent à leur théorie l'appui de leurs recherches histo-chimiques.

Ce n'est pas tout.

Kronacker arrive même à lui dénier ce pouvoir antiseptique.

Les expériences de Gussenbauer et Mook vinrent prouver que l'iodoforme n'était pas à ce point dépourvu de propriétés... puisque ces auteurs lui reconnurent même une action spécifique sur le bacille de Koch.

L'iodoforme, malgré ses détracteurs, ne continua pas moins à être fort prisé en Allemagne.

La méthode des injections s'y répandit très vite, alorsqu'elle ne trouvait en-deçà du Rhin que peu d'écho.

Mais la France ne pouvait rester en arrière de ce mouvement jusqu'ici essentiellement germanique.

Elle se devait à elle-même, la patrie de Bonnet, ce créateur ignoré, pour ainsi dire, de la méthode qui nous occupe.

Nous y lisons d'abord quelques rares manuscrits... puis les travaux se multiplient et maintenant nous assistons à cette vaste et belle floraison d'études consciencieuses apportant aux

malades l'espoir et aux chirurgiens la joie de pouvoir vaincre
un jour cet ennemi jusqu'ici presque indomptable.

De Christmas (de Paris) recourt à l'emploi combiné des acides phénique et benzoïque, sans oublier de leur associer l'acide
oxalique.

Il formule comme suit :

Acide phénique. . . . . . . 8 gr.
Acide benzoïque. . . . . . . 1 —
Acide oxalique. . . . . 1 —

mêler et injecter.

Faut-il dire que ce chirurgien est satisfait de sa triade
acide ?

Puis viennent — nous offrant l'expérience de bien des années
et d'études poursuivies dans cette voie, ainsi que des cas heureusement traités — Le Fort, Lucas-Championnière, Bœckel,
Denucé, Lannelongue (concurremment avec les injections interstitielles ou parenchymateuses au choix.)

Enfin, nous voyons la jeune École suivre leurs traces : Kirmisson, Ménard, Calot et tant d'autres nous apportent à l'appui
de leurs dires, les preuves irrécusables de l'efficacité de leur
procédé... tandis que Richelot, Le Dentu, etc., publient des
articles favorables.

De toutes parts, surgissent observations sur observations,
nous démontrant des succès maintenus après 3, 4 ans, etc...
nous faisant connaître des guérisons obtenues en 1, 3 mois,
chose qui ne s'était jamais vue avec nos anciens traitements
conservateurs.

Et, chose non à dédaigner, très souvent, ces chirurgiens
parviennent à éviter l'abolition des mouvements de la jointure
atteinte par ce mal qui jadis « ne pardonnait que rarement ».

Ajoutons qu'en France, après maints essais, Bernheim se
déclare favorable aux injections de cinnamate de Na. Ce pro-

duit, peu connu encore, produit, parait-il, une active hyperleu-
cocytose et des jeunes bourgeons avec cicatrisation scléreuse.

Citons à la hâte quelques noms connus... avant d'aborder
la deuxième partie de cette étude.

Verchère, Reclus, signalent des cas de guérisons obtenus
par cette méthode. Sendler, Fraenkel et Martell de même; leurs
observations prouvent la valeur du sublimé.

Après cette étude rapide de la question des injections, disons
quelques mots sur leur mode d'emploi, leurs effets, l'époque,
la dose et la manière de les appliquer. Quand ? comment ? et
combien ?

Quand ? Nous voyons des chirurgiens prescrire systématiquement dès le début ; d'autres après échec seulement de l'immobilisation ; d'autres enfin, dans les arthrites tuberculeuses
suppurées ou les abcès.

Maintenant, enhardis par les résultats surprenants de cette
thérapeutique, la plupart s'en servent à l'exclusion de tout
autre moyen.

Comment et combien ?

Mickuliez se sert de l'huile iodoformée au 1/5 pour le cou-de-
pied. Bruns de Tubingue se sert d'une mixture de 10 à 20 0/0
d'iodoforme dans la glycérine ou de l'huile d'olives. Il injecte
ce liquide après évacuation de l'abcès, s'il en existe un.

Y a-t-il des fongosités ? Il conseille en ce cas de commencer
le traitement par quelques injections interstitielles ; seulement
après, on peut injecter dans l'article. Si l'on se trouve en présence d'un abcès péri ou intra-articulaire, il faut d'abord l'évacuer, puis ensuite pousser l'injection à l'intérieur.

Mais pour lui, le lavage préalable boriqué, conseillé par
Krause n'est pas nécessaire. Pour lui encore, il est rare qu'il
faille immobiliser la jointure après l'injection. Il conseille de
répéter ces injections toutes les deux à quatre semaines, parfois même tous les huit jours.

Par ce moyen, les fongosités peu à peu disparaissent et l'articulation reste mobile : grand avantage pour le malade et succès pour le médecin.

Les résultats sont d'autant meilleurs que ces cas de tumeurs blanches sont plus récents et que les sujets sont plus jeunes. Il emploie ce traitement dans les cas suppurés ou non.

Quelque temps plus tard, Bruns expérimenta l'aristol avec Krause.

Ce produit amène la disparition des bacilles et la suppuration des granulations tuberculeuses, résorbables, etc., ainsi que la fibro-genèse de la membrane des abcès tuberculeux.

Selon le docteur Joachimsthal, de Berlin, on a recours de préférence aux injections d'iodoforme dans les polycliniques orthopédiques de Berlin.

Billroth se sert de l'iodoforme, lui aussi, mais si jamais un séquestre trahit sa présence, il faut, sans retard, l'éliminer, puis évider et gratter la jointure, enfin la remplir de glycérine iodoformée et suturer la plaie ainsi formée.

Mais il reste bien souvent une fistule, après cette opération. Sinon adopter le même procédé que Bruns. A Londres, Holl well et Brown lui doivent des guérisons inespérées et rapides. Eiselsberg est du même avis que le professeur de Vienne.

Darling nous recommande l'iodoforme aussi, mais à 10 0|0 dans un mélange à partie égale d'eau et de glycérine.

Trèves préfère l'éther iodoformé, mais avant l'injection, il se livre à un lavage minutieux de l'article au moyen du sublimé à 1/5000. Le motif? afin de permettre à l'iodoforme d'agir immédiatement et directement sur les granulomes et les bacilles. Le sublimé, entre parenthèse, fut aussi employé en injections par quelques chirurgiens. Josselin critique cet emploi, car, d'abord, le sublimé est peu efficace, puis il déprime trop l'organisme.

Sormani est d'un avis différent, quant à la puissance anti-

septique du sublimé. Il admet que ce produit est très efficace.
Selon plusieurs, il agirait avec l'iodoforme sur le bacille, qui
ne serait plus défendu par cette zone d'acide gras formant,
sinon, une cuticule protectrice.

Car nous n'ignorons plus, depuis les études de Koch et
d'A. de Schweinitz, que le bacille en question est riche en
acides gras.

A cette longue série de liquides injectables, nous voyons
Buchner, Segell, etc., ajouter l'amyloforme et le vanter.

L'amyloforme n'est autre qu'une combinaison très stable
de formaldéhyde, principe actif, et d'amidon, substance inerte.

On s'en sert pour modérer l'action un peu énergique du
formol.

Les propriétés bactéricides du formol sont bien connus depuis les travaux de Trillat, etc. Il est en outre peu toxique et
capable d'être stérilisé par la chaleur sans perdre ses précieu-
ses qualités.

Ce qui n'est pas à dédaigner.

La formaldéhyde agit donc par le formol naissant qui se
dégage progressivement dès que l'amyloforme est mis en contact avec les éléments anatomiques.

De nombreux essais eurent lieu.

Longard, parmi tant d'autres, l'employa maintes fois et en
obtint de beaux résultats.

On le prescrit à la dose de 10 o/o.

Tandis que la plupart paraissent ne se servir dans leur pratique que des produits à base iodoformée, nous rencontrons
encore çà et là, quelques chirurgiens fidèles aux injections
phéniquées.

De ce nombre, sont Ranke, Heidenhain, etc.

Tous deux, avant d'injecter une solution phéniquée à 3 o/o,
ponctionnent l'abcès ou l'arthrite et le vident.

Ils cherchent à produire par ces injections une certaine irritation de la synoviale, qui, par leucocytose, produira plus tard un tissu scléreux, rétractile, capable d'étouffer les tubercules et d'empêcher l'extension du mal.

Kraske, par contre, se sert de la glycérine iodoformée.

Riese, de même.

Quant à Kœnig, il se sert indifféremment des injections d'acide phénique à 5 o/o ou de glycérine iodoformée. Mais, malgré les avantages présents de cette méthode, il ne veut pas renoncer à l'emploi des autres moyens conservateurs, tels que l'immobilisation, la compression, etc. quand il le faut ou le peut.

En Russie, ces méthodes pratiques d'injections firent beaucoup de disciples. Parmi ceux-ci, nous citerons Alexandrof de Moscou. Pour lui, l'iodoforme gélatiné est supérieur à toutes les autres substances similaires. Il constate en effet, dans un article qu'il publia dans la *Dietskaya Medicina* que : 1° les injections intra-articulaires sont d'une réelle utilité dans un grand nombre d'arthrites tuberculeuses et d'abcès froids, et 2° de tous ces produits jusqu'à ce jour employés, il n'en est point d'aussi efficace et peu toxique que la gélatine iodoformée.

Car, pour lui, cette glycérine, si vantée par la plupart des opérateurs, peut causer quelques dangers : elle est toxique et son action nocive se fait sentir sur les reins. De là, albuminurie et même apparition des cylindres, de l'hématurie, etc.

Devant un tel résultat possible, il préfère renoncer à l'emploi de cette substance et recourir plutôt à la gélatine qui ne possède pas à ce point les propriétés toxiques énumérées ci-dessus.

Sans sortir de Russie, nous voyons Schellenberg et Antichewich se déclarer favorables aux injections intra-articulaires, mais renoncent, eux, à l'emploi non plus de la glycérine incriminée par leur compatriote Alexandrof, mais bien de l'huile elle-même, jusqu'ici recommandée pour les raisons suivantes.

Les injections ayant pour base l'iodoforme en solution dans l'huile présenteraient cet inconvénient d'être rapidement absorbées, d'entrer ainsi dans la circulation générale et d'être, par conséquent, très peu efficace comme traitement local, ce qu'elles doivent être. Ils en arrivent aux mêmes conclusions. Aussi proposent-ils de remplacer la glycérine et l'huile par la gélatine. La gélatine, après ébullition prolongée, se transforme en gélatose restant liquide à la température ordinaire. On fait ensuite une solution ou plutôt une émulsion d'iodoforme à 10 p. 100 qu'on peut très bien conserver, sans risque de manier dans la suite un produit sans effet, dans des capsules contenant chacune 10 gr. d'émulsion à 10 p. 100 prête à être injectée.

Les essais faits d'abord par Alexandrof à l'hôpital Saint-Olga, de Moscou, puis ceux effectués par les docteurs Antichevich et Schellenberg engagent ces auteurs à le « recommander fortement aux praticiens ».

Un Russe aussi, M. Zérénine, voulut contrôler par lui-même ces expériences d'injections en général. Il traita des abcès et des ostéites tuberculeuses par la créosote qui tarit les suppurations. Il la mélange donc à de la glycérine à 1 p. 100 ou à de l'huile d'olives à 1 p. 10. Les résultats ne furent pas tous très brillants. Il obtint cependant quelques guérisons.

Par contre, S. Sopejko, après plusieurs expériences personnelles, n'a constaté, par ces injections d'iodoforme en émulsion, qu'un seul cas d'amélioration sur plus de 100 cas traités. Ce résultat s'explique, selon lui, par ce fait que l'iodoforme n'agissait que sur la cavité où l'a porté l'injection, sans jamais dépasser les parois. Aussi pense-t-il que le traitement par ces injections ne convient qu'à une seule forme de tuberculose articulaire : la synovite tuberculeuse.

Dès que les lésions s'étendent aux cartilages ou aux os, il faut intervenir chirurgicalement. L'injection, en ce cas, n'est plus de mise. Elle ne servirait qu'à nous faire perdre un temps précieux et nous obliger à des opérations plus étendues.

Ne pourrait-on pas, en ces cas, non pas recourir à une intervention sanglante quelconque, mais joindre à ces injections intra-cavitaires les autres injections péri-articulaires, bloquer ainsi l'ennemi et le réduire à l'impuissance ? Le foyer osseux serait arrêté dans sa marche vers l'extérieur par cette barrière fibreuse.

La liste des partisans d'injections est loin d'être épuisée...

En Allemagne et ailleurs, nous voyons Wieland, Wenderemeesch, etc., adopter cette méthode d'injections iodoformées.

Trinkler, comme Bier, utilise la compression élastique conjointement aux injections d'iodoforme éthéré.

De Backer publie un opuscule et nous parle d'injections mycodermiques... antagonistes, selon lui, du bacille de Koch... grâce aux ferments que les mycodermes produisent.

D'autres emploient l'iodo-gaïacol camphré selon la méthode Coronedi.

Pendant que d'autres recherchent de nouveaux composés plus actifs, certains chirurgiens étudient à fond les effets de l'iodoforme sur l'organisme.

Senger, Klinik, Leisrinck, pour ne citer que les plus connus, nous décrivirent son action. Molleschott déjà la mentionnait, puis Oberlander nous traça le tableau des intoxications par l'emploi de ce corps. Il nous en décrit les dangers et les symptômes, tels que ivresse au début, céphalalgie à l'occiput et à la nuque ; inspiration profonde, diplopie, jusqu'aux troubles nerveux, délires, etc.

Voici d'autre part, comment le juge un grand chirurgien allemand. Kœnig, malgré ces dangers qu'on peut facilement éviter, du reste, reconnaît aux injections d'iodoforme une certaine efficacité « non douteuse » : « Tant que l'on n'aura pas trouvé à l'iodoforme dans le traitement des tuberculoses locales un succédané inoffensif, l'on ne pourra se refuser à l'employer contre ces affections ».

Et le nombre des chirurgiens qui s'en servent ne fait que s'accroître.

En Allemagne toujours, Trendelenburg emploie une solution à 20|100 d'iodoforme dans de l'huile stérilisée et injecte une cuillerée à café chaque 8 jours.

La dose acceptée par Krause est de 3 à 8 cc. chaque trois semaines.

L'injection de l'iodoforme, avec la glycérine comme véhicule, est enseignée par Mickulicz. Mais on produit de la douleur et parfois des intoxications. Contre l'élément douleur, nous pouvons très bien lutter par l'anesthésie. Plusieurs s'en servent.

Quant à éviter un empoisonnement, cela ne peut se faire que grâce à un certain flair, à des essais réitérés de doses minimes sans cesse croissantes, ce qui permet d'étudier le degré de résistance du sujet.

Ne pas oublier cette variabilité dans les effets suivant chacun.

Pour éviter toute intoxication, il suffirait, dit Kœnig, de ne jamais dépasser la dose de 5 grammes.

Brun pense de même. Chez les enfants, on pourrait à la rigueur dépasser cette dose, car ils sont plus résistants que les vieillards vis-à-vis de l'iodoforme.

En Amérique, nous voyons ce système prôné par S. Lloyd. Il lui doit plusieurs cures heureuses. Tandis qu'il se sert de l'iodoforme, Sayre essaye de son côté un nouveau produit : l'aristol. Il en eut de bons résultats, mais avec application d'attelles.

Abbe, de même ; mais cependant, il préfère recourir aux

injections d'iodoforme dissous dans l'huile camphrée. La solution prescrite est de 20|100.

Ketsch obtint des succès par l'emploi simultané de ces injections et d'un traitement mécanique.

N'oublions pas de mentionner Bryant, à qui nous sommes redevables d'une bonne étude en la matière.

Il utilise l'iodoforme à 10 0|0 dissous dans l'éther ou la glycérine, surtout dans la glycérine, car avec l'éther, on obtient un produit d'une trop grande diffusibilité. Ce qui rend l'injection douloureuse et donne souvent lieu à quelques abcès circonscrits.

Aucun désagrément de ce genre avec la glycérine ou l'huile stérilisée.

D'abord, l'iodoforme y reste assez bien en solution, et de plus, il a l'avantage d'être indolore. Mais, grâce à sa viscosité, il faut employer, en ce cas, une aiguille d'assez fort calibre.

Eve adopte le même produit pour ses injections intra-articulaires.

D'autres chirurgiens se servent du camphre, qui augmente la solubilité de l'iodoforme.

Quant à la quantité d'iodoforme devant être injectée, elle varie suivant les malades, qui réagissent différemment à une même dose donnée.

Mais avant d'injecter, il vaut mieux, selon Eve, laver la cavité articulaire au bichlorure de mercure. Et, pour cela, il préfère ouvrir la jointure du premier coup en deux endroits dans tout cas de distension de la cavité par le liquide, car il peut la nettoyer ainsi minutieusement.

En Amérique encore, de nouveaux chirurgiens expérimentent d'autres produits chimiques et nous lisons que Arb. Lane préconise l'emploi du soufre dans les abcès et arthrites tuberculeux.

Il conclut que :

1° Le soufre, employé ainsi localement, n'exerce aucune action nocive sur la santé générale de l'individu;

2° Il donne naissance à des produits secondaires peu caustiques;

3° Détruit les microorganismes soit libres, soit en colonies dans les tissus environnants;

4° Agit beaucoup plus puissamment sur les tissus récemment incisés que sur les surfaces granuleuses;

5° Son action est rendue plus uniforme et moins violente en le mélangeant à de la glycérine;

6° On ne peut enlever le mélange que un ou deux jours après l'injection, sans crainte d'intoxication;

Ne pas oublier de faire ensuite un lavage.

Il remplit donc la cavité avec une émulsion sulfureuse et l'y laisse pendant vingt-quatre heures. Après ce temps, il lave quotidiennement avec une solution de sublimé. Il se félicite des résultats acquis.

En France, dès 1879, Le Fort conseilla d'injecter dans « les articulations fongueuses » huit à seize gouttes d'une solution de sulfate de Zn au dixième, additionnée de trois fois son volume d'alcool pur.

A l'appui de ses conseils, il communique aux divers congrès ou séances d'Académie des observations prouvant l'efficacité de sa méthode.

Le Fort lui est toujours resté fidèle et se sert encore du sulfate de Zn. Boinet, de Marseille nous recommande aussi les injections.

« Evacuer d'abord l'abcès par une ponction aspiratrice et injecter dans la poche une substance réputée apte à tuer le bacille de Koch. »

Dans les traités classiques les plus récents, les divers auteurs consacrent plusieurs lignes à ce nouveau procédé, et presque tous lui sont favorables.

Ainsi nous voyons Lagrange reconnaitre que ces injections intra-articulaires nous donnent un procédé plus radical, plus efficace et plus rationnel que la simple immobilisation d'autrefois.

Avec les années, le nombre des partisans de cette nouvelle méthode augmente ; avec eux, les produits lancés dans la thérapeutique des affections tuberculeuses. La chimie leur offre les ressources de ses laboratoires.

A l'iodoforme, on ajoute le gaïacol, principe actif extrait de la créosote. On croit, durant quelques années, tenir le spécifique contre la tuberculose. Et nous voyons certains chirurgiens prescrire pour leurs injections cette formule-ci :

Gaïacol	5 grammes
Iodoforme	2 —
Huile d'olive stérilisée . .	100 —

Les effets doivent-ils être meilleurs, ainsi associés, que ceux obtenus déjà par la simple injection iodo-glycérinée? Nous l'ignorons, mais devons constater que cette formule n'a guère fait fortune. De là à déduire qu'elle fut inefficace, il y a loin. L'usage, seulement ne l'a pas consacrée.

Nous voyons encore quelques partisans convaincus des bienfaits de l'immobilisation, restreindre aujourd'hui l'usage de ce procédé et prescrire les injections dans les tumeurs blanches avec fongosités à tendance proliférative.

Qu'il nous suffise de citer Broca.

Quant à Ed. Lebrun, il n'emploie aussi — de préférence — ces injections intra-articulaires que dans les formes à marche progressive et à tendance à l'envahissement, surtout chez les enfants.

Il vaut mieux alors, dit-il, instituer un traitement général en premier lieu, puis faire chaque fois un lavage antiseptique des trajets fistuleux s'il en existe et de la cavité articulaire, le tout

suivi d'injections d'éther iodoformé. Comme traitement post-
opératoire, il recommande l'immobilisation.

Il conseille beaucoup les injections, même si elles ne pourront servir à nous éviter une opération, mais comme prélimi-
naire.

On imprègne ainsi l'organisme d'un puissant antiseptique.

« Plus tard, si l'état du malade le permet, on peut tenter
une opération avec quelques chances de succès. »

Le Dentu dit se servir de l'éther iodoformé à 5 ou 10 0/0.
Existe-t-il de la suppuration ? Il ne faut pas craindre d'ouvrir
l'abcès pour permettre l'écoulement total de ce pus qui aggra-
verait sinon l'état du malade « parce qu'il dissémine partout
dans l'articulation les produits infectieux » et l'inocule de
toute part. Après cela, lavage soigné et pansement antiseptique.

Redard doit aussi des cures heureuses à ces injections intra-
articulaires. Pour lui, il devient inutile de discuter l'influence
heureuse sur les abcès des injections intra-cavitaires de solutions ou d'émulsions antiseptiques.

Quelques accidents, néanmoins, ont pu survenir à la suite
de cet emploi fréquent et, peut-être à trop hautes doses, de
produits dont les effets n'étaient pas encore bien connus.

Mais ces accidents furent rares... même avec l'éther iodoformé. On a pu voir, après cet emploi, survenir une distension
gazeuse, des escarres, des fistules consécutives, une intoxication légère et parfois des récidives. Mais on peut se soustraire à la plupart de ces accidents en recherchant avant l'opération si les urines du malade ne renferment aucune trace
d'albumine, ou mieux en abandonnant l'usage de l'éther et
recourant plutôt aux injections d'huile ou de glycérine iodoformée.

Mais Redard, à l'instar de Krause et de beaucoup d'autres
chirurgiens, pratique avant chaque injection un lavage soi-

gneux de l'abcès avec une solution naphtolée. Un avantage,
selon lui, découle de cette pratique. Le voici. Le naphtol unira
plus tard son action à l'iodoforme et renforcera l'énergie
microbicide ou tout au moins antiseptique de cette dernière
substance.

Sa technique opératoire? Comme celle de Verneuil que nous
décrirons plus loin.

L'injection poussée et l'opération finie, il retire la canule.

Et après avoir stérilisé le trajet, il lave soigneusement, avec
du coton imbibé de la liqueur de Van Swieten, la petite plaie
opératoire.

L'occlusion en est faite au moyen du collodion iodoformé.

On termine par un pansement ouaté compressif.

Comment juge-t-il ce nouveau procédé thérapeutique ?

« Autant l'iodoforme injecté dans une cavité absolument
close jouit d'une propriété curative considérable, autant il
nous paraît peu efficace lorsqu'il existe une fistule ou appliqué sur une surface tuberculeuse, suppurant à l'air libre. »

Les injections d'huile ou d'éther iodoformé dans les articulations tuberculeuses, avec fistules, ne lui ont donné aucun
résultat appréciable.

Tous ne partagent pas cet avis.

En France, nous assistons à quelques débats mémorables,
au sein des sociétés savantes, entre les partisans à outrance
des injections et leurs adversaires non moins inflexibles.

Nous avions déjà vu Marc Sée joindre à la compression élastique, la méthode des injections ; car il espère obtenir ainsi le
maximum d'effets désirés, chacun contribuant à la réussite
finale en procurant un effet particulier : l'iodoforme en déter-
minant « une modification dans la nutrition des tissus qui a
préparé la disparition des fongosités, et en agissant directement contre le microbe ; la compression en favorisant la
résorption des éléments modifiés. » — « Mais, a-t-il soin

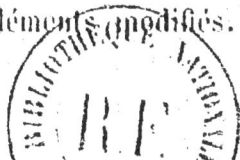

7

d'ajouter, le premier de ces traitements, eût-il suffi, à lui seul, à procurer une guérison? Je n'ose me prononcer. Cependant les observations de Moosetig et Mickulicz tendraient à le faire croire. »

En tout cas, Marc Sée, obtint, en 1882, une guérison chez une jeune fille, après 6 semaines de traitement au moyen d'injections d'éther iodoformé.

Poulet, en 1885, revint aux essais, avec l'acide phénique à 5 0/0. Chauvel lui préféra la solution iodoformée, mais ne l'emploierait encore, qu'après échec avec la compression ou l'immobilisation. Dufour, de Bordeaux, formule ainsi le traitement des tumeurs blanches : immobilisation et pointes de feu.. Si échec, recourir aux injections iodoformées de Mickulicz.

Després, a essayé à son tour, cette méthode d'injections, mais avec réserve. Les résultats obtenus ne l'ont pu convaincre et, jusqu'à preuves évidentes, il restera sceptique sur les bons effets de ce procédé.

« Je regrette de devoir dire qu'il n'y a là, en ces observations publiées, qu'une simple amélioration et non une guérison. »

Ce même reproche, on peut le faire à tout autre procédé. « Il faut suivre l'existence entière d'un être traité pour vérifier l'efficacité d'une opération. »

Lannelongue conseille de recourir d'abord à l'immobilisation, etc., et si un échec s'ensuit, de pratiquer ou l'ignipuncture, qui a fait ses preuves entre les mains de Richet et de bien d'autres, ou les injections interstitielles auxquelles il doit plusieurs guérisons, et intra-articulaires « plus généralement employées à l'heure actuelle. »

Aux observations de Lannelongue, favorables aux injections parenchymateuses, nous pourrions en joindre bien d'autres. Plusieurs les préfèrent aux intra-articulaires, et M. Estor, se basant sur la pathogénie des abcès, y recourt volontiers.

M. le professeur Estor. après nous avoir décrit magistralement le traitement médical, dans un cours fait en 1894, nous donne quelques conseils pour le traitement chirurgical.

Nous nous faisons un plaisir de relater, ici, la pensée de notre Maître.

Pour guérir les abcès froids, « il faut atteindre et détruire leur zone d'accroissement située à la périphérie de l'abcès.

» Pour y arriver, on peut agir soit par voie interne, soit par l'extérieur.

» Avec la première route, il faudra un certain temps pour obtenir une guérison, car la zone envahissante ne sera atteinte que lorsque les parties nécrosées auront été éliminées.

» Si, au contraire, on attaque l'abcès par l'extérieur, la guérison sera beaucoup plus rapide, car « la fonction bacillaire s'accomplit excentriquement, et les tissus normaux formant la limite du foyer morbide sont comme une matrice élaborant sans cesse, sous l'incitation du bacille, le néoplasme tuberculeux, qui se propage, dès lors, de proche en proche, et par continuité du tissu ».

M. Estor, en ce cas, préfère la méthode de Lannelongue ņ celle des injections d'éther iodoformé, intra-articulaires.

Ceci dit, revenons aux injections intra-articulaires.

S. Duplay et Cazin (de Paris) nous apportent et l'aveu de leur longue expérience et l'éloquence de leurs nombreuses observations. Presque toutes sont à l'honneur du traitement que nous voulons étudier. Ils nous donnent aussi quelques conseils sur le choix des substances à employer dans nos injections.

Après maints essais dans le traitement des tumeurs blanches, d'injections intra-articulaires d'une solution d'iodoforme préparée suivant la formule de Durante, ils ont dû renoncer à l'emploi de l'iode pour ne se servir exclusivement que de l'iodoforme, soit sous la forme d'éther iodoformé à 10 0/0, soit sous forme de mucilage.

Le premier causant des douleurs parfois très vives, ils se sont arrêtés surtout à l'emploi d'un mucilage renfermant un tiers d'iodoforme injecté dans l'articulation malade à raison de 5 c c. du mélange correspondant à 1 gr. 65 environ d'iodoforme par injection.

Ils injectent deux fois par semaine ce liquide; mais, si aucune amélioration ne paraît se dessiner, ils répètent ces injections chaque deux jours.

« C'est surtout, disent-ils, dans les traitements des tumeurs blanches du genou que ces injections, combinées ou non à la compression et à l'immobilisation, donnent d'excellents résultats ».

Recherchant ensuite à quel principe revient l'action la plus énergique, Duplay croit que l'iode, ici, a peu d'influence, contrairement à l'hypothèse soutenue par beaucoup.

Car celui-ci se montre très souvent impuissant, injecté seul, tandis que l'iodoforme en ce cas agit très bien.

Lefort pense que ce produit agit comme l'électrolyse, c'est-à-dire par irritation, et en plus par ses propriétés antiseptiques.

Péan ne paraît pas avoir jamais recouru aux injections. A ne consulter que ses cliniques, nous le voyons prescrire : immobilisation, révulsion et compression, parfois ignipuncture etc. S'il essuyait quelques échecs, il finissait par réséquer ou amputer ; mais des injections ? point.

Reparlons enfin de Verneuil, qui fut un des premiers en France à se servir de l'iodoforme pour ses injections, et reproduisons un passage d'une communication faite par lui à l'Académie sur les tumeurs blanches.

« Une thérapeutique bien dirigée et bien appliquée arrive

le plus souvent à affranchir le tuberculeux de tout acte opératoire : grattage, résection ou amputation.

» Ce n'est pas que je dédaigne ou proscrive l'opération, comme on s'est plu à le répéter, non. Dans certains cas déterminés, je fais au contraire intervenir l'opération comme un adjuvant de la thérapeutique. Je m'explique : un malade porteur d'une tuberculose osseuse ou ostéo-articulaire se présente à mon observation : loin de discuter dès l'abord une intervention chirurgicale et en poser les indications, je traite ce malade par des moyens simples : l'iodoforme à l'intérieur, injections d'éther iodoformé ; j'obtiens une amélioration ou bien une guérison, etc. »

Une guérison relative ! si toutefois il reste un séquestre, qui doit être à tout prix éliminé.

Que faire alors? « Dans ces conditions, mon malade guéri par l'emploi de l'éther iodoformé, en tant que tuberculeux, m'offre un champ opératoire préparé, stérilisé. L'extraction de ce séquestre effectuée, la guérison définitive s'ensuit. »

— « L'opération, ici, est un simple adjuvant de la thérapeutique. »

Senn recommande aussi l'extraction du séquestre qu'il remplace par un os décalcifié, après asepsie minutieuse de la cavité.

Et pour finir, citons quelques lignes, publiées par Kirmisson.

Nous le verrons aussi partisan des ponctions et injections modificatrices.

Il envisage cette question sous deux points de vue : y a-t-il abcès ou non ? et nous décrit sa règle de conduite en ces deux cas.

Quel est donc son avis?

« Si la suppuration est collectée sous forme d'abcès communiquant ou non avec l'articulation, il est indiqué, dit-il, de donner évacuation au pus et de modifier par des substances antiseptiques la paroi de la poche.

« Cependant tant que les abcès restent d'un petit volume et parfaitement limités, on peut les respecter. »

On ne doit pas, en effet, oublier la fréquence de résorption spontanée à la suite de la simple immobilisation, l'immobilisation que Kirmisson a garde de proscrire comme d'autres l'ont fait. Si, au lieu de tendre à la résorption, l'abcès fait, au contraire, de nouveaux progrès, quelle conduite faut-il tenir? expectative armée? ou opération sans retard?

Qu'on ne l'oublie. Ce qu'on doit avant tout éviter, c'est l'ouverture spontanée, si grave à cause des infections secondaires de la cavité.

Il est de notre devoir d'inciser, en ce cas, et de curetter la cavité ou d'extirper totalement cette poche avec sa membrane pyogénique.

Voilà ce que nous eussions dû accomplir autrefois. Mais, aujourd'hui, grâce à nos instruments de chirurgie, nous pouvons faire mieux. Évacuer le pus au moyen de la méthode aspiratrice et faire suivre cette opération d'une injection modificatrice dans la cavité de l'abcès.

Quant aux simples arthrites tuberculeuses, ce procédé d'injections seules a fourni de bons résultats. On peut le tenter ; mais comme nous l'avons écrit plus haut, Kirmisson reste encore partisan de l'antique méthode de contention.

Pour ces injections, en cas d'abcès, quelle est la substance préférée par Kirmisson ?

Pour lui, la meilleure, à tous égards, est l'éther iodoformé à 10 0/0, ainsi que le formulait déjà Verneuil.

Ce produit a plusieurs avantages. Il passe d'abord aisément dans les aiguilles de faible calibre et ne les obstrue pas.

Puis, il jouit d'une diffusion rapide et va déposer l'iodo-

forme en couche ténue sur les produits tuberculeux inflammatoires.

L'irritation ainsi produite par ce liquide rend, il est vrai,
ces injections douloureuses et la grande diffusibilité peut
devenir parfois un danger.

Contre l'élément douleur, on peut recourir à l'anesthésie
locale au moyen, par exemple, de la nirvanine, nouveau produit lancé dans le commerce, ou l'anesthésie générale, devant
laquelle ne reculent point la plupart des chirurgiens.

Contre l'intoxication ? Veiller après chacune des injections
les effets produits ; en diminuer la dose si quelques symptômes
d'empoisonnement apparaissent et, recommandation importante
ne pas oublier, avant chaque emploi, d'analyser les urines.

L'albuminurie en serait une contre-indication, car le rein
déjà lésé verrait son affection stimulée par la présence
dans ses cellules, de l'iodoforme (ou de ses composés, plutôt).

Aussi, selon Kirmisson, faut-il mieux choisir la glycérine
ou l'huile iodoformée. Celles-ci ne produisant ni accidents
généraux, ni douleurs, mais elles sont visqueuses, peu diffu-
sibles et plus difficiles à obtenir aseptiques.

L'iodoforme agirait en détruisant les bacilles, puis en subs-
tituant à cet abcès froid une inflammation aiguë de la membrane
tuberculogène.

Autre conseil de ce maître si éminent :

Pour injecter, il faut éviter les points où la peau se présente
à nos yeux d'une teinte violacée, d'aspect aminci et menace de
se rompre.

Il faut éviter aussi d'injecter dans les régions déclives, car le
liquide antiseptique pourrait s'écouler au dehors trop vite, d'où
effet nul.

Mais avant d'injecter une substance quelconque, on aspire le
liquide purulent à l'aide du petit appareil de Dieulafoy...et par
expression de la poche, on en fait sortir les dernières gouttes.

Parfois, il peut-être difficile d'aspirer le pus, avec cette aiguille. En ce cas, il faut employer un trocart d'assez fort volume.

Après cette évacuation seulement, on peut et doit injecter. La dose ? 10-20 gr. d'éther iodoformé suivant l'âge et le degré de résistance, c'est-à-dire 1-2 gr. d'iodoforme suffisent.

Si jamais des phénomènes d'intoxication surviennent, il faut ouvrir aussitôt et largement l'abcès pour le vider.

Pour Kirmisson, il faut toujours attendre, pour commencer le traitement des abcès, que la fluctuation soit manifeste...

L'est-elle ? il faut agir et agir dans le plus bref délai.

Quant aux opérations préliminaires, telles que lavage, etc., il vaut mieux s'en abstenir, surtout ne pas laver avec de l'eau boriquée comme plusieurs le conseillent, car ce liquide nuirait à la rapidité de résorption. Il les proscrit, sauf, bien entendu, l'asepsie des régions où portera l'aiguille ainsi que nous le décrirons dans la technique opératoire.

Après cette injection, Kirmisson à la coutume d'appliquer à part le pansement iodoformé, compressif, de rigueur, un appareil plâtré.

Il se trouve, en cela, en contradiction avec beaucoup d'opérateurs, qui préfèrent permettre à l'articulation quelques mouvements qu'ils croient utiles à plus d'un titre.

Ce n'est pas tout de savoir comment et où pratiquer l'injection, il est important de connaître combien de fois à peu près il faut la répéter dans le cours du traitement.

Kirmisson nous en fixe la règle.

Les injections doivent se répéter en séries avec des intervalles plus ou moins courts entre elles, suivant le degré d'atténuation dans les symptômes de l'abcès.

Les résultats des ponctions et injections successives nous permettra de porter un pronostic sur l'évolution de l'abcès.

« Retire-t-on du pus caséeux ? Une preuve que les lésions sont en voie d'activité !

»Retire-t-on un pus bien lié ? Nous pourrons en ce cas porter un pronostic favorable.

Le sérosité extraite est-elle jaune ou brune ? L'abcès est en voie de guérison... et ce liquide devient plus facile à résorber.»

Mais qu'on soit toujours sur ses gardes, car ce liquide contient encore quelques bacilles. Les expériences de Chantemesse sont là... Il est vrai que la virulence et la vitalité de ces microbes sont très atténuées... mais cela ne … t pas nous faire dédaigner pareil ennemi. Sinon, gare aux alertes que notre imprévoyance nous prépare pour plus tard.

Autre cas : la suppuration s'est fait jour spontanément au dehors ; une fistule s'est constituée. Que faire ?

Injecter quand même et tâcher de désinfecter soigneusement le trajet et la cavité articulaire.

Craindre les infections secondaires ; ces symbioses microbiennes, qui s'exaltent mutuellement et rendent parfois toute thérapeutique impuissante, nous forceraient de recourir, sans plus tarder, à quelques opérations étendues.

Les injections d'éther iodoformé à l'aide de la seringue de Pravaz ou la pointe du thermo-cautère modifieront heureusement les parois cavitaires et fistuleuses, fongueuses ou fibreuses.

Y a-t-il un séquestre? (lequel peut être reconnu par la sonde cannelée), et son élimination est-elle prochaine ?

En ce cas, inciser largement et drainer. Tous les meilleurs antiseptiques du monde n'arriveront pas à imposer silence, dans la suite, à cet ennemi passif qu'abritent des tissus si prompts aux inflammations ; d'où résulteraient des suppurations continues et parfois le réveil du mal qu'on a eu tant de peine à éteindre.

Mais nous pouvons nous trouver en présence d'un membre criblé de fistules et en position vicieuse.

Quel est notre devoir?

Kirmisson nous conseille alors de traiter la lésion elle-même ; d'attendre, pour le redressement, que ces fistules soient indépendantes de l'articulation et se contenter, d'ici-là, de l'immobilisation dans une gouttière de Bonnet avec ou sans extension continue.

« D'autres nous diraient, même en ces cas, d'essayer ces injections modificatrices après redressement du membre et sa mise en bonne attitude. »

La durée du traitement en est extrêmement variable, suivant l'état des lésions et les soins donnés.

Ne pas trop se hâter de renoncer au traitement local après la disparition des symptômes : douleurs, etc., pour s'éviter quelques cruelles méprises.

Donc, pour Kirmisson, recourir à ces injections dans la période de suppuration, « (elles réussissent dans la plupart des cas), » et opérer si quelques séquestres entretiennent la suppuration.

Relatons, en passant, quelques conseils de chirurgiens ayant essayé et pu apprécier l'efficacité des méthodes actuellement en conflit.

« Pour peu que les fongosités soient trop abondantes et que le gonflement ne cède pas au repos et à la compression, on doit intervenir, — selon Ménard, — par d'autres moyens, dits conservateurs, dont l'action consiste surtout à exciter les tissus articulaires et péri-articulaires, à provoquer la genèse des tissus jeunes, plus aptes à la résistance contre la destruction fongueuse.

» Ainsi agissent les injections de ClZn de Lannelongue, de même l'ignipuncture avec thermo-cautère, comme la pratiquent

Kirmisson et Ménard, après asepsie du genou aux points d'application. »

Ceux-ci même transpercent la synoviale avec l'aiguille fine du thermo ; le genou est ensuite pansé et immobilisé.

Les injections modificatrices sont applicables avec succès dans les hydarthroses et les abcès extra-synoviaux. L'immobilisation doit suivre pendant une longue période, ensuite, car sinon la rechute est parfois fatale.

On est d'un avis contraire, aujourd'hui, — à la suite des communications de Lucas-Championnière et Calot.

Pour Laborde : « toutes les collections tuberculeuses sont justiciables de la ponction suivie d'une injection d'éther iodoformé. »

Pour Ménard, l'indication des injections se rencontre chez les enfants et dans les cas à forme bénigne, sans abcès.

Leur indication devient moins exclusive si l'abcès se produit et si l'on se trouve en présence de fistules.

Calot nous conseille de pratiquer, pour abcès symptomatique des tumeurs blanches et suppuration, voire même d'une manière systématique, et dès le début, les injections de glycérine iodoformée ou mieux de naphtol camphré. Il en fit plusieurs essais qui, presque tous, réussirent. La guérison en est plus rapide et plus sûre.

Existe-t-il un abcès ou du pus? vite une ponction suivie d'injections. Ces injections en série parviennent à éteindre les lésions bacillaires et à détruire les tissus morbides.

Dès ce résultat obtenu, il ne reste plus qu'à rétablir la fonction par le massage et les mouvements communiqués grâce à des machines spéciales. Ces exercices demandent au malade trois heures par jour environ.

Ces injections peuvent donc tarir la source du pus en agissant directement sur l'auteur de tant de maux. De plus, par l'imprégnation des couches superficielles osseuses par ces

liquides modificateurs, on arrive à obtenir l'extinction des
lésions ou leurs modifications, tout au moins.

Une fistule existe et communique-t-elle avec la cavité articulaire ? Une injection, suivie d'un lavage intra-cavitaire serait
en ce cas fort utile, surtout si une fièvre persistante se décla-
rait ne laissant au malade aucune trêve. Ce moyen permet de
lutter contre les infections secondaires si fréquentes alors, infections qu'on doit toujours craindre.

Bref, voici ce que Calot (de Berck), modifiant sa pensée,
écrit en un article très récent : « En principe, je repousse la
résection comme traitement des tumeurs blanches (car elle
mutile ou produit une infirmité), également, le traitement conservateur simple, c'est-à-dire l'immobilisation dans un appareil plâtré. Je n'admets qu'une immobilisation très relative et
de très courte durée. J'attaque directement les lésions bacillai-
raires par des injections de liquides modificateurs et, dès que
le traitement du foyer tuberculeux est fini, je mobilise la jointure avec des machines appropriées à chaque articulation. »

Cette mobilisation de la jointure demande quelques mois.
Elle est d'autant plus facile et plus efficace que jamais, à aucun
moment du traitement, il n'a complètement immobilisé la jointure si ce n'est passagèrement, quand des souffrances trop vives
le forçaient.

S'il n'immobilise plus la jointure, ce n'est pas, — ajoute-
t-il, qu'il ne croie pas à la bonne influence de la contention sur
l'évolution du bacille ; mais ne vaut-il pas mieux l'atteindre
directement par quelques liquides modificateurs.

« Par ce moyen, on évite l'ankylose, presque fatale avec le
repos absolu. Ce traitement est délicat et minutieux en effet ;
il doit être suivi presque jour par jour, pendant plusieurs
mois. Mais qu'ils sont beaux aussi les résultats obtenus ! Et
ces faits heureux ne sont pas isolés ! »

Calot renonce donc à l'immobilisation, car ce traitement est trop peu scientifique. « L'étincelle reste sous cette cendre et gare au lendemain ! »

Il faut concilier ces deux choses : guérir la jointure sans mutilation et la guérir vite. Et cela par les injections intra-articulaires, c'est-à-dire dans les grandes cavités synoviales.

Il ajoute de plus les massages quotidiens des muscles atrophiés.

Panas trouve cette mobilisation hâtive très dangereuse et von Winiwarter craint qu'on ne pratique le massage « *lege artis* ».

Quel écart, ainsi, entre la pratique courante d'hier et celle qui, aujourd'hui ou demain au plus tard, tend à se substituer à nos vieilles méthodes !

En effet, nous avons vu Lucas-Championnière combattre énergiquement ce qu'il appelle les préjugés de l'immobilisation.

Et tout semble lui donner raison. Nous ne pouvons renvoyer plus loin cette étude de la mobilisation qui paraît être le complément nécessaire du traitement par les injections, si l'on veut (ce que beaucoup de chirurgiens actuels désirent), faire recouvrer au malade l'usage normal de son membre.

Laissons la parole à l'ardent chirurgien de Paris : « Toute la thérapeutique des maladies articulaires est dominée par la doctrine de l'immobilisation. On doit admettre comme un dogme qu'elle est à la fois le meilleur préventif et le meilleur curatif des maladies inflammatoires des articulations ? J'estime que, si le repos de l'articulation est utile et indiqué lors des maladies articulaires, l'immobilisation est aussi pernicieuse pour l'organe malade que pour un organe sain. Elle est un obstacle à une bonne nutrition. »

Qu'on se souvienne des lignes déjà citées de Championnière dans le chapitre consacré à l'immobilisation, et nous verrons que les motifs ordonnant l'emploi de l'immobilisation n'existent point, selon lui.

Un excès de douleur, seul, peut nous obliger à y recourir quelque temps. Donc, dans toute arthrite tuberculeuse, dans tous les cas dans lesquels cet excès de douleur ne la commande pas, la conservation d'une certaine dose de mouvements est plus favorable à la réparation que l'immobilisation.

« L'application des pointes de feu suivie de l'application d'un emplâtre de Scott modifié, avec ouverture ou injection des foyers à l'iodoforme et au naphtol forme le traitement sans application d'appareil inamovible et avec conservation d'une certaine quantité de mouvements, en certains cas avec conservation de la fonction du membre. »

Mais d'un autre côté, et très différents de Lucas-Championnière nous voyons quelques célébrités allemandes prescrire souvent l'immobilisation pendant ou après la période d'injections intra-articulaires. Ils espèrent ainsi agir plus énergiquement contre le bacille, s'occupant peu, pourvu qu'ils puissent anéantir le foyer tuberculeux, des atrophies musculaires ou de l'ankylose qui, somme toute, sera toujours préférable à un membre jouissant encore de ses mouvements, mais dont le foyer reviendrait à s'allumer par suite de ce retour prématuré à la fonction.

Ainsi, pour ne citer que quelques noms connus : Heidenhain, Kraske et Riese. Nous en oublions bien d'autres, notre sujet devant être trop limité pour nous étendre davantage sur cette question.

Les observations qu'ils ont publiées à ce sujet ne nous font point défaut, et nous les voyons satisfaits des résultats obtenus par leur pratique prudente.

Novice encore, nous ne pouvons juger cette épineuse question, aussi préférons-nous nous abriter derrière l'autorité de Lefort.

La conclusion de ce débat est, croyons nous, tout entière dans ces paroles du professeur indiqué : « La mobilisation est la règle lorsqu'elle peut s'effectuer sans autre douleur que celle due à l'extension des parties rétractées, etc.

» L'immobilisation est la règle lorsque la continuité de la douleur, son réveil à la pression, font croire à une permanence d'inflammation ».

Il précise ainsi le conseil de Boyer qui était sagement « ankylophobe ».

Un dernier mot avant de parler des résultats obtenus par les injections.

Se basant sur les expériences faites par Bornet, de l'action d'une solution de Kristallviolet au 60ᵉ et au 30ᵉ (violet de méthyle, 6 B), sur le bacille de Koch qui se laisse facilement imprégner et perd sa virulence, ne pourrait-on pas en injecter dans l'articulation, d'autant plus que cette solution n'est pas toxique ?

Du reste, Roux l'a déjà essayé sur les enfants : résultats favorables. Ces injections ne produisirent aucune suppuration et quelques semaines après, Roux obtint une diminution notable du volume des ganglions injectés.

Dans la carie tuberculeuse, il obtint aussi des améliorations.

RÉSULTATS. — Voici, d'autre part, les résultats obtenus par ces injections intra-articulaires, au dire des chirurgiens traitants :

Nous voyons que P. Bruns obtient d'assez nombreuses guérisons maintenues depuis 3 à 4 ans, avec conservation ou non de la mobilité.

Arens nous fournit une statistique de 40 0/0 de guérisons ou améliorations notables.

Pour Bruns, les 80 p. 0/0 des abcès guérissent par l'iodoforme, et ces guérisons semblent se maintenir, car il suit ses anciens malades et n'a encore enregistré aucune récidive la plupart du temps.

Ces succès, il les obtint surtout chez les jeunes sujets. Par ce moyen, il put produire la disparition des fongosités et la résorption des collections intra-articulaires, la cessation des douleurs et la joie de maintenir mobiles les articulations ainsi traitées.

Selon lui et Lauenburg, l'iodoforme fait disparaître les bacilles de la paroi qui cesse ainsi de proliférer et subit peu à peu l'évolution fibreuse.

Trendelenburg soutient la même opinion.

Et tous s'efforcent de mobiliser l'article après disparition des symptômes inflammatoires.

Kœnig s'y oppose, car, pour lui, il est dangereux de restituer les mouvements quand on n'est pas sûr que tout foyer tuberculeux est éteint ou détruit.

Nous avons vu que Lucas-Championnière en particulier n'était pas du même avis en cela.

Weïr traite 7 cas de synovites tuberculeuses aiguës ou chroniques du genou par les injections d'acide phénique au 1/20; puis immobilisation consécutive. 7 fois, il obtint la guérison.

Hager a eu l'occasion de traiter déjà 81 cas d'arthrites tuberculeuses par ces injections intra-articulaires de sublimé à 5 et même 10 0/0, ou une solution phéniquée à 3-5 0/0. Après ces injections, il immobilise et comprime le membre.

Sur ce : 30 cas sans résultats. Le reste : guéris ou très améliorés.

Il se sert des injections, même si la suppuration existe, et nous recommande chaudement cette pratique au début et jointe à l'immobilisation relativement prolongée.

En France, et très récemment, Redard nous cite quelques statistiques fournissant 70 0/0 de guérisons avec ce système! Chiffre qui, croyons-nous, n'a jamais pu être atteint avec nos anciens procédés opératoires ou conservateurs.

Mais pour Lannelongue, « il convient de garder une certaine

réserve sur la valeur de l'injection iodoformée dans le traitement des abcès. » Par contre, Verchère publie plusieurs
observations d'abcès traités par ces injections en séries.

L'un nous recommande d'injecter simplement, l'autre nous
conseille d'inciser largement ces abcès et d'extirper leurs
parois. Il faut ensuite gratter et cautériser au Cl.Zn.

Quénu, Leser, partagent le même avis.

Hamilton se contente d'irriguer les abcès au ClZn.

Mais, jusqu'ici, nous étions peu fixés sur le sort des bacilles
de Koch en présence de ces liquides injectés. La plupart des
chirurgiens ne constataient que les résultats sans savoir ce que
devenait le microbe.

Chantemesse se chargea de nous instruire à ce sujet. Il fit
certaines expériences que d'autres contrôlèrent. Selon lui, le
bacille tend à disparaître en présence de l'iodoforme. Le liquide
retiré par ponction puis injecté chez un cobaye n'inocule plus
la tuberculose.

De Ruyter arrive aux mêmes résultats.

L'iodoforme avait donc, malgré les dires de Tilanus, Lub-
bert, etc., une action contre le bacille de Koch.

Aussi, son emploi, en France et ailleurs, s'est-il généralisé.

Kirmisson, Calot, Ménard, Bœckel, etc., nous présentent une
foule d'observations dans lesquelles la guérison fut obtenue
par ce procédé si simple et assez sûr, en un laps de temps bien
autrement plus court qu'avec n'importe quel procédé d'autrefois.

Gosselin reconnaît que ces injections sont utiles et souvent
efficaces; qu'elles tiennent en échec les bacilles et rendent
impropres les tissus articulaires à leur culture.

Rabl, Van Vamoss, publient plusieurs observations favorables à ces injections.

Calot de Berck, essaya ces injections de naphtol camphré et
22 fois sur 25, la guérison fut complète. Il s'agissait cependant

de cas graves, que « plusieurs auraient traités par la résection. »

Dans les cas de tumeurs blanches, mais sèches, les premières injections de naphtol provoquaient une sécrétion des parois de la cavité articulaire et une production de sérosité brunâtre.

Calot emploie même ces injections dans les cas de distension de la cavité par suppuration.

« Presque toujours, elles laissent une certaine raideur de la jointure. Il ne faut aussi y recourir dans les arthrites sèches que, lorsque cette raideur existe déjà, et qu'il s'agit d'une forme rebelle. »

Dans les cas de tumeur blanche suppurée, on peut et doit y recourir d'emblée.

Bref, cette méthode se recommande : « 1° Par son efficacité merveilleuse ;

« 2° Parce qu'elle abrège notablement la durée du traitement ;

« 3° Parce qu'elle est à la portée de tous.

Quel est le but, somme toute, des injections ?

Elles doivent : *a)* produire une irritation des parois par le contact des substances chimiques ; le terme de cette inflammation voulue et curatrice est la sclérose ;

b) Créer un milieu défavorable aux bacilles.

c) Les détruire soit par l'action directe de l'agent antiseptique, soit par une action indirecte en rendant les tissus impropres à leur existence et réfractaires à leurs toxines.

Et ainsi empêcher ailleurs l'éclosion tuberculeuse.

Nous dirons, pour finir, avec Calot :

« Dans tous traitements, nous devons avoir deux objectifs à poursuivre :

1° L'extinction du foyer morbide ;

2° La conservation d'un membre utile.

Le premier objectif est rempli par les injections microbicides.

« Peut-être, une intervention sanglante et large sauvegarderait mieux l'avenir du malade en tant que tuberculeux — mais le deuxième, en ce cas, serait sacrifié... puis est-il prouvé que l'on peut sûrement extraire tout foyer tuberculeux par une opération, même étendue ? »

De savants chirurgiens en doutent.

Quant à la conservation des mouvements, ce nouveau procédé nous permet de l'obtenir dans la majorité des cas. Cet avantage, nous ne l'aurions que bien rarement avec les autres méthodes conservatrices. Cet avantage, en outre, nous l'obtiendrions après combien de mois de repos, de maintien d'appareils ou après quelle opération ?

Devant un pareil résultat, — et l'étude comparative, — on ne peut s'empêcher d'excuser l'abandon de tels procédés... d'en faire même notre devoir, d'y recourir le plus rarement possible, toutes les fois que les injections ne nous sauraient promettre une guérison ou l'amélioration.

Donc, nous nous résumons, et dirons avec Calot : « Les injections sont excellentes dans la cure des tumeurs blanches », car elles interviennent plus activement que l'immobilisation, par exemple, et modifient mieux qu'elles en désinfectant les foyers tuberculeux.

« Mais, est-ce à dire que nous arriverons à la guérison de toutes ces arthrites tuberculeuses avec (ou sans) conservation de mouvements ? Hélas ! non...» — « Dans la plupart des cas », nous aurons au moins sauvegardé l'existence du malade, garanti souvent le libre jeu de ses membres par le moyen d'une mobilisation précoce et bien entendue, — pour ne point paraître trop en retard. Mais il faudrait renoncer à ces essais, si la sensibilité de la jointure est toujours exagérée « du moins pour quelque temps ». Si quelque attitude vicieuse se produisait par défaut d'harmonie des groupes musculaires, lutter par le massage quotidien portant sur les muscles les plus faibles.

Si malgré tout, nos efforts ne peuvent éviter un insuccès, il vaut mieux sacrifier la mobilité à la bonne attitude et rechercher l'ankylose.

Calot croit pouvoir conclure en disant que : 1° il est possible souvent de guérir les tumeurs blanches en conservant la mobilité des articulations ; 2° l'on est autorisé, après guérison du foyer tuberculeux, à développer cette mobilité, car nous sommes armés contre un réveil du mal par de nouvelles injections.

« Ainsi, pourrons-nous, à l'avenir, arriver fréquemment à une véritable et complète guérison des tumeurs blanches, guérir le mal en sauvant le fonctionnement de la jointure. »

Quelques mots seulement sur la technique opératoire. Nous ne parlerons pas des procédés de Kölliker, Duplay et autres.

La plupart de nos chirurgiens actuels, préférant, pour plusieurs motifs, les injections intra-articulaires à base iodoformée, nous ne voulons mentionner que celles-là, les plus importantes.

TECHNIQUE OPÉRATOIRE. — *Préliminaires* : Aseptiser la peau du malade à la région sur laquelle on veut enfoncer l'aiguille, ainsi que tout instrument et les mains du chirurgien.

Si l'on se trouve en présence d'un abcès, y faire une ponction aspiratrice et l'évacuer.

Avant de pratiquer une injection quelconque, bien se pénétrer de la doctrine de Lister et des dangers qu'il y aurait pour le malade d'introduire, — par notre faute, — dans cette articulation lésée une canule infectée.

Procédé Verneuil-Billroth :

1° Soumettre le malade au traitement général ;

2° Redresser le membre sous le chloroforme, s'il est en mauvaise attitude.

D'abord ces auteurs, ou tout au moins Verneuil, prescrivent l'iodoforme sous forme de poudre devant être prise *ab ore* à la dose de 5 centigr. *pro die.*

L'usage doit en être continué indéfiniment. Ceci n'est pas admis par tous les chirurgiens.

Rares, en effet, sont ceux qui le prescrivent.

Emploi de l'iodoforme ou glycérine. — 1° Sous forme de solution dans éther ;

2° Sous forme d'emplâtre (l'indication de ce dernier est plus rare) ; on l'emploie contre l'ulcère cutané ou les fongosités.

Les orifices fistuleux doivent être bourrés d'iodoforme après chaque injection.

Injection : titrer à 5 o/o une solution d'éther ou de glycérine iodoformée.

Si une fistule existe, on profite de sa présence pour injecter deux fois par semaine dans ce trajet le liquide sus-indiqué.

On peut se servir de la seringue de Clado, petit modèle.

Aucun danger à redouter, grâce à l'orifice et à l'absence de tension, d'où aucune pénétration vigoureuse du liquide dans l'épaisseur des tissus.

Dans les abcès et les articulations, son emploi est plus délicat. Ne pas dépasser la dose de 5 grammes d'iodoforme à la fois.

Dans un premier temps, on ponctionnera et évacuera le pus avec l'aspirateur de Dieulafoy.

La canule restant en place, on introduit l'éther iodoformé.

L'éther entre en ébullition grâce à la température du corps.

La poche devient sonore, tendue et le malade accuse une certaine douleur. Alors on ouvre l'orifice de la canule et laisse les vapeurs d'éther s'échapper.

L'emploi de la glycérine iodoformée est plus restreinte.

« On l'utilise surtout chez les gens pusillanimes et pour les fongosités tuberculeuses des articulations. »

Une recommandation pour finir : examen quotidien des urines du malade et suspension momentanée de l'emploi de l'iodoforme aussitôt que sa réaction apparait dans les urines.

Procédé de Calot. — Il commence par injecter du naphtol camphré jusqu'à concurrence de huit injections en les faisant à 2-3 jours d'intervalle.

Après la huitième, il fait 2-3 injections d'éther iodoformé.

Puis il vide la cavité par aspiration et fait une bonne compression de la jointure avec de l'ouate et des bandes plâtrées. La durée de ce traitement est d'un mois environ.

Après quoi, le malade est laissé en liberté. Le traitement est fini.

Après chaque opération, lavage de la piqûre au sublimé, puis pansement au collodion, afin d'obstruer l'orifice fait par l'aiguille et d'éviter ainsi l'issue de l'éther.

Pansement ouaté.

Avantages des injections intra-articulaires. — « 1° Cette méthode, par sa simplicicité, est à la portée de tous les praticiens.

» 2° Avec elle, on n'a pas à craindre l'auto-inoculation, car l'on sait depuis les travaux de Thierry et Leroux, élèves de Verneuil, que la plaie opératoire peut être une porte d'entrée.

» 3° Quand la guérison d'une arthrite fongueuse a été obtenue par les injections intra-articulaires, les récidives sont moins à redouter que lorsque cette guérison a été obtenue par une opération chirurgicale. — Selon les statistiques de Laborde, etc.»

Ainsi s'exprimait Péchin dans sa thèse sur les injections intra-articulaires.

CHAPITRE VI

DES INJECTIONS MODIFICATRICES INTRA-ARTICULAIRES

OBSERVATIONS

A. — ARTHRITES SANS ABCÈS NI SUPPURATION

1° Traitement systématique : seul ou joint à l'ignipuncture, etc.

Observation Première

(In Th. Laborde, 1888, Bordeaux.)

B..., matelot breton, 22 ans.

Atteint de fongosités péri-malléolaires, suite d'entorse.

Entre à l'hôpital, dans service de M. Fontan. Gonflement du pied.

Fongosités au-dessous et en avant de malléole interne. Point douloureux à la pression au niveau d'articulation médio-tarsienne. Immobilisation.

5 juin.— Masse fongueuse s'étalant au-dessous de malléole. Peau rouge ; injection dans les fongosités de 3 gouttes d'huile de vaseline iodoformée en avant et au-dessous de malléole interne.

10 juin. — Même injection en avant de malléole en pleine masse fongueuse.

24 juin. — Encore un peu d'empâtement, mais fongosités ont disparu. Mouvements libres, le malade ne souffre plus.

6 juillet. — Nouvelle injection sous-cutanée en regard de l'inter ligne médio-tarsienne.

11 juillet. — 5ᵉ injection intra-articul.

17 juillet. — Gonflement fongueux a complètement disparu. La peau est sèche, souple ; plus de douleurs.

28 juillet. — Exeat.

Observation II

(In Verneuil, *Conférences de l'Hôtel-Dieu* 1891.)

Voici un garçon de 18 ans, maigre, cachectique, atteint d'ostéo-arthrite du genou, avec abcès du creux poplité et décollements des parties molles.

J'ai sérieusement discuté l'amputation, et c'est, je dois le dire, par acquit de conscience, que je me suis déterminé à soumettre la thérapeutique conservatrice à cette difficile épreuve.

Le membre fut immobilisé dans une gouttière antérieure, à cause de la fistule poplitée.

Pendant 2 mois et demi, des injections d'éther iodoformé ont été poussées tous les 3 jours dans le trajet. Le malade a guéri au bout de 3 mois, avec une ankylose, il est vrai, mais en conservant son membre et en le conservant sans raccourcissement.

Observation III

(Dupin, *Gaz. des hôp. Toulouse*, 1888, Résumée.)

Arthrite tuberculeuse du genou. — Injections d'éther iodoformé

Enfant de 10 ans, il y a 2 ans, une chute sur le genou gauche.

Entré le 27 nov. 1887. Arthrite tuberculeuse du genou, flexion de la jambe sur la cuisse. Redressement forcé de la jambe sous le chloroforme.

En janvier, 1888, injections d'éther iodoformé tous les deux jours les injections intra-articulaires alternant avec les injections inters-titielles.

Le 23. — Diminution notable du volume du genou.

Le 12 avril. — Suppression des injections. Volume de l'articulation très diminué. Raccourcissement d'un centimètre.

État général. — Excellent.

Fin mai. — Le malade marche.

Fin juin. — Excellent état.

Obervation IV

(E.r, Sée : In *Bull. et Mém. de Soc. de Chir.*, 1882)

Double arthrite fongueuse du genou. — Guérison par les injections d'iodoforme aidées de la compression élastique.

Une jeune fille de 15 ans, peu développée pour son âge et de constitution délicate, entre à l'hôpital de Rothschild, le 8 novembre 1881, pour une lésion grave des deux genoux qui lui rendait la marche extrêmement pénible et presque impossible.

Antécédents. — Rien de particulier.

Réglée, pour la première fois, à l'âge de 13 ans et demi, elle n'avait vu revenir le flux menstruel que trois fois depuis cette époque.

Au mois d'avril 1881, elle s'était aperçue que la marche lui devenait de plus en plus difficile et fatigante et que ses deux genoux avaient augmenté de volume. Un mois plus tard, le gonflement avait fait de grands progrès. La malade pouvait à peine se traîner dans sa chambre et des douleurs sourdes et continues, qu'exaspérait la locomotion, la forçaient à une immobilité presque complète.

A son entrée à l'hôpital, on constata que les deux genoux étaient tuméfiés, celui de gauche plus que le droit, par suite de l'effacement des dépressions qui existent à l'état normal, et qu'ils étaient très sensibles à la pression. La peau n'avait pas changé de couleur, et la tuméfaction était due quelque peu à l'empâtement des tissus sous-cutanés, mais surtout à un développement de fongosités dans l'intérieur de la jointure. Celle-ci avait perdu une partie de sa solidité et permettait de petits mouvements de latéralité entre le fémur et les os de la jambe. Il n'existait point de liquide dans la cavité articulaire. Des mouvements d'extension et de flexion pouvaient être imprimés par le chirurgien, mais ils étaient limités et provoquaient de la douleur. Ceux que la malade pouvait exécuter elle-même étaient à peine marqués. Quand elle essayait de marcher, elle tenait les genoux absolument raides.

Le 27 novembre 1881, j'injectai, au moyen de la seringue de Pravaz, dans l'articulation du genou gauche, un gramme environ d'une solution saturée d'iodoforme dans l'éther, en choisissant, pour faire la ponction, le côté externe de la rotule. Cette injection provoqua une douleur extrêmement vive, qui persista toute la journée, et une tuméfaction assez marquée, avec rougeur des téguments ; le repos et des applications émollientes firent disparaître ces accidents dans l'espace de 4 à 5 jours. Une bande de caoutchouc, très peu serrée, fut alors enroulée autour de la jointure et la malade condamnée ainsi à l'immobilité dans son lit. Quinze jours plus tard, ayant constaté une amélioration notable du genou gauche, je pratiquai la même opération sur le genou droit ; elle fut suivie des mêmes accidents, qui se comportèrent comme à gauche.

Une troisième injection fut faite 10 jours après la précédente, dans le genou gauche, et ne provoqua que très peu de réaction.

Depuis lors, le traitement local s'est borné à la compression au moyen des bandes de caoutchouc et au repos au lit.

Il a été aidé par un traitement général par l'huile de foie de morue, des toniques et un régime substantiel.

6 semaines après le début du traitement, la malade a commencé à se lever. Les genoux avaient considérablement diminué de volume, mais présentaient encore un peu d'empâtement au pourtour de la rotule. L'articulation avait gagné en solidité et les mouvements d'extension et de flexion étaient plus étendus et s'exécutaient sans douleur, ce qui permettait à la malade de marcher sans peine. Grâce à l'usage continu des bandes de caoutchouc joint à un exercice modéré qu'on répétait tous les jours, l'état anatomique et fonctionnel des genoux n'a cessé de s'améliorer et aujourd'hui il est devenu à peu près normal, comme plusieurs d'entre vous ont pu le constater quand je vous ai présenté la petite malade.

Observation V

(Dupin, *in Gaz. des Hôp.*, Toulouse, 1888. Obs. résumée *in thèse de J. Reboul.* Paris, 1890).

Tumeur blanche du genou. — Injections éthéro-iodoformées, interstititielles et intra-articulaires pendant huit mois. — Guérison.

Mme X..., 37 ans. Tumeur blanche du genou ; vue pour la première fois le 7 avril 1886.

10 avril. — Pointes de feu profondes. Issue de pus.

16 avril. — 3 injections intra-articulaires et interstitielles d'éther iodoformé.

22 avril. — 3 injections.

27 avril. — Injections intra-parenchymateuses ; vives douleurs.

2 mai. — Redressement du membre sous le chloroforme. 3 injections ; appareil plâtré.

4 mai. — Injection. Les 6, 8, 10, 12, 14, 16, 18, 20 et 22, injections.

En juin, 11 séries d'injections.

En juillet, 10 séries d'injections.

En août, 16 injections en 5 séances.

20 août. — La malade marche avec son appareil plâtré et des béquilles.

En septembre, 9 injections en 3 séances.

20 septembre. — Levée de l'appareil plâtré.

En octobre, 12 injections en 4 séances.

En janvier 1887, la malade monte à l'aide d'une canne.

En avril, marche facile et sans douleur, amélioration considérable de l'état général. Le genou est un peu malade.

II° Traitement consécutif à des échecs résultant de l'emploi des autres procédés thérapeutiques.

Observation première
Résumée (Bonnet)

C. Lamb..., jeune fille de 22 ans. Dès l'âge de 13 ans, elle éprouva une douleur au genou droit, puis aperçut une tuméfaction. Elle entra alors à l'Hôtel-Dieu de Lyon, où on lui fit subir divers traitements, d'où résultats fort incomplets.

Emploi de douches, cautères et moxas. 7 applications de ce genre furent faites immédiatement sur le genou. Résultat négatif. Douleur s'accroît ainsi que gonflement. Dans le cours de l'année 1836 (4° année de la maladie), elle entra dans le service de M. Bonnet, qui observa alors les symptômes suivants :

Le genou malade a une circonférence d'un pouce de plus que celle du côté sain.

Aucune fluctuation ni trace d'épanchement liquides dans la membrane synoviale. Tuméfaction périarticulaire avec simili-fluctuation obscure en dedans et au dehors du ligament rotulien.

Peau mobile sur parties sous-jacentes. Fluctuation fausse péri-rotulienne, fait présumer l'état fongueux des parties molles qui l'entourent.

L'inutilité des moyens révulsifs et des excitants locaux employés depuis longues années, sans aucun avantage, me conduisit à recourir de prime abord, à la compression et à l'immobilité. Le genou fut entouré avec des bandelettes de diachylon, et un appareil de fracture ordinaire avec des attelles latérales, fut placé sur les côtés du membre inférieur (je ne connaissais pas encore les gouttières). Cet appareil fut maintenu appliqué pendant trois mois ; après ce temps, on permit la marche, tout en maintenant le genou étendu et immobile au moyen d'attelles flexibles et d'un bandage roulé. Les cautères, qui suppuraient, furent entretenus et l'on en plaça un autre au lieu d'élection, c'est-à-dire à la partie interne de la cuisse.

Sous l'influence de ces traitements très-simples, le genou diminua de plus en plus de volume et, vers le 8me mois de ce traitement, fin de la 1e année de sa maladie, C. Lamb..., fut complétement guérie avec ankylose. Je la revis plusieurs fois pendant les années 1837 à 1839.

Sa guérison s'était complètement maintenue. Elle ne boitait pas et l'on ne se serait jamais douté, en la voyant marcher, que le genou était ankylosé. Depuis lors, C. Lamb..., contracta plusieurs maladies vénériennes qui la prédisposèrent, sans doute, à une rechute. Peut-être à une scrofulate de vérole de Ricord. Car la maladie du genou revint, vers le milieu de 1841, avec plus d'intensité que jamais. Dans cette récidive, un véritable abcès se développa dans l'articulation du genou. Souffrances si vives que, depuis plus de deux mois, la malade réclame à grands cris qu'on lui ampute la cuisse.

J'étais sur le point de céder à ses instances, lorsque, frappé des résultats avantageux que je venais d'obtenir des injections de teinture d'iode dans les articulations, je pensai devoir traiter C. Lamb..., par la même méthode. Dans l'espace d'un mois, je lui fis 3 injections dans le genou, de 15 grammes chaque fois, de teinture d'iode.

Chacune de ces injections fut suivie, pendant un jour ou deux, d'une douleur assez vive.

Mais la diminution du gonflement et des douleurs ne tarda pas à suivre chacune de ces injections. Les plaies à travers lesquelles le trocart avait été enfoncé, devinrent fistuleuses.

Ce traitement par les injections fut aidé, plus tard, de la compression et des douches, et 2 mois 1/2 après son entrée, C. L..., sortit dans l'état le plus satisfaisant.

Volume égal des deux genoux. Mouvements conservés. La marche peut être soutenue sans fatigue pendant une 1/2 heure à 3/4 d'heure.

Sa guérison peut être considérée comme complète.

Observation II

(*Ex* Calot, in *Presse Méd.*, 27 septembre 1899)

Ostéo-arthrite du cou-de-pied. — Injections intra-articulaires. — Guérison.

Il s'agit d'un enfant de Philippeville que j'ai eu à soigner.

Première phase du traitement. — Cet enfant, entré à l'hôpital de Philippeville, y avait été soigné pendant 2 à 3 ans par l'immobilisation. La tumeur blanche avait guéri, mais le cou-de-pied était demeuré ankylosé.

Deuxième phase. — La famille entend parler d'un rebouteur de Lille qui rendait les mouvements aux jointures ankylosées, et lui conduit son enfant.

Là, on brise l'ankylose et l'on rend quelques mouvements à la jointure, mais la maladie est réveillée, les douleurs reparaissent avec un gonflement violacé de la région.

Troisième phase. — L'enfant vient chez moi et sa mère me conte l'histoire que je viens de vous dire.

L'enfant était donc guéri, mais avec une ankylose au moins partielle avant d'aller chez le rebouteur.

Depuis son passage chez le rebouteur, le pied avait recouvré des mouvements, mais la maladie avait reparu, le malade avait encore sa tumeur blanche.

Vous devinez ce que j'ai fait : J'ai cherché à éteindre la maladie avec des injections modificatrices intra-articulaires de naphtol camphré, ce qui a été l'affaire de dix injections faites dans l'espace de six semaines. Mais, pendant ce temps, je me suis préoccupé d'entretenir la mobilité de la jointure malade en faisant marcher l'enfant quelques instants chaque jour et en faisant des mouvements de mobilisation, et j'ai pu guérir ainsi complètement mon malade, en sauvant le fonctionnement de l'articulation. C'est à la méthode des injections modificatrices que je dois cette guérison.

Observation III
(Personnelle et résumée).

Arthrite fongueuse du genou droit. Immobilisation : échec. — Injections
d'huile iodoformée. — Guérison.

Garçon, âgé de 8 ans, de santé délicate, à la suite d'une chute,
souffre depuis quelques mois d'une arthrite tuberculeuse du genou
droit.

Traitements conservateurs : compresses humides et laudanisées,
puis immobilisation prescrites dès le début. Résultats nuls... Envoyé
à la campagne... Recrudescence des douleurs. Gonflement accru.
Pas de fistule... Fluctuation.

Visite d'un docteur étranger, de passage, qui ordonne des injections d'huile iodoformée. Après une série d'injections, dans l'espace
de deux mois, l'enfant voit son état s'améliorer.

En septembre 1897 : l'enfant sort guéri.

Plus revu depuis.

Observation IV
(*Ex* Calot, in *Presse Médic.*, 27 sept. 1899)

Deux jeunes filles d'Amiens (1899) me sont venues, il y a 6 mois,
avec des diagnostics de tumeurs blanches des genoux. N'étant pas
sûr de ce diagnostic, je me suis conduit comme en présence d'une
arthrite simple consécutive à une entorse. Je les ai soumises toutes
deux au massage et à des essais de mobilisation.

Après six semaines, elles virent leur état empirer. Le gonflement
et la douleur s'étaient aggravés et chez ces deux-là le diagnostic de
tumeur blanche s'imposait maintenant. Je les ai traitées toutes deux
par des injections intra-articulaires de 10 grammes de naphtol camphré, chaque fois, et des ponctions successives, toujours comme
dans le cas d'un abcès froid ordinaire, et je les ai fait marcher un peu
pendant la durée de ce traitement.

Après 5 semaines, les injections ont été cessées ; je ne retirai plus
qu'un liquide sanguinolent et j'ai mobilisé ces jointures à l'aide
d'appareils spéciaux. Les massages et mobilisation, qui avaient

échoué avant le traitement actif, ont réussi cette fois, les lésions bacillaires étant disparues.

Guérison maintenue, avec mouvements conservés.

Observation V

In *thèse* de Péchin

Tumeur blanche du genou traitée par injections iodoformées.

Le nommé L..., âgé de 26 ans, couché au n° 4 de la salle Saint-Landry. Entré à l'hôpital le 26 août.

Antécédents héréditaires. — Père mort à 70 ans, fluxion de poitrine ; mère 66 ans, bien portante. Deux frères et une sœur, bonne santé.

Antécédents personnels. — A 9 ans, fait un abcès de parois abdominales dont il porte encore la cicatrice ; n'est pas sujet aux bronchites.

Histoire de la maladie. — Fin 1892, le malade ressent une gêne qu'il localise à la partie postérieure de l'articulation, gêne qui disparaissait quand il avait marché quelques instants.

La nuit, le malade souffrait de son genou ; il attribuait cette douleur à la chaleur du lit, car elle cessait en découvrant la jambe. L'articulation était déjà enflée.

Fin de 1895. — Le malade fait une chute, le genou grossit ; après quelques heures de repos, il reprend son travail. A partir de ce moment, le genou commence à se mettre en flexion.

La flexion augmente un peu.

Janvier 1896. — Le malade portant un fardeau fait un faux pas sans pourtant tomber. Il ressent une douleur dans le genou malade, et, à partir de ce moment, garde le lit. La jambe a fléchi davantage, et la pointe du pied se tourne en dehors. Un médecin lui redresse la jambe et l'immobilise avec des attelles. Le malade se soumet à ce traitement pendant 35 jours. Depuis lors, il marche à l'aide de cannes ; la jambe continue à être douloureuse.

Entré à l'hôpital le 23 octobre, plusieurs symptômes frappent à l'examen : 1° atrophie du triceps ; la circonférence de la cuisse mesurée à la partie moyenne est, à droite de 38 cent., à gauche, de 47 cent.

2° Tuméfaction du genou ; les culs-de-sac synoviaux sont empâtés et fongueux, indolores à la pression ; 3° points osseux : la pression sur les plateaux tibiaux et sur l'articulation péronéo-tibiale est douloureuse. La rotule n'est point douloureuse à la pression, non plus que les condyles fémoraux ; la pression sur le talon réveille les douleurs articulaires ; 4° empâtement considérable de la région poplitée donnant une sensation molle au toucher.

Traitement : Immobilisation dans plâtre.

Injections iodoformées. Avec le mucilage.

4 nov. — Première injection. Cause de la douleur.

7 nov. — 2ᵐᵉ injection, très douloureuse ; pas de température.

Les injections sont continuées tous les 3 jours.

Elles se font alternativement dans chaque cul-de-sac. La douleur diminue rapidement et dès la 4ᵐᵉ injection elle ne dure plus que 2 ou 3 heures.

16 nov. — M. Duplay trouve une diminution du gonflement. Il fait faire des injections tous les jours.

5 déc. — M. Duplay, satisfait du résultat obtenu, fait cesser les injections.

27 déc. — Le malade, très amélioré, sort de l'hôpital sur sa demande.

Observation VI

(*Ex* Péchin, *in* thèse de Paris, 1897)

Tumeur blanche du genou.

La nommée Marie V..., sans profession, âgée de 16 ans, entre, le 24 juillet à l'Hôtel-Dieu, pour une tumeur blanche du genou. Salle Notre-Dame, n° 5.

Antécédents héréditaires. — Père vivant. Mère morte à 31 ans, tuberculeuse. 7 frères et sœurs vivants.

Antécédents personnels. — A 13 ans, maladie inconnue. Depuis son enfance, elle est sujette aux bronchites.

Histoire de la maladie. — En mai, commencement de douleurs lorsque la malade marche.

Les douleurs sont très vives et la malade les localise en deux points qui correspondent aux deux plateaux tibiaux. Les douleurs cessent la nuit.

Le genou garde sensiblement son volume normal ; au bout de 3 semaines, les douleurs cessent, la malade garde cependant un peu de faiblesse de la jambe malade. Au commencement de juillet, les douleurs recommencent, le genou enfle fortement et la marche devient impossible ; la jambe reste dans la rectitude.

La malade voit un médecin, qui lui fait poser un vésicatoire. En juillet, elle entre à l'hôpital. On constate : 1° tuméfaction du genou avec empâtement des culs-de-sac synoviaux douloureux à la pression ; 2° points osseux ; plateaux tibiaux très douloureux ; condyles fémoraux douloureux.

La pression du talon réveille les douleurs articulaires.

3° On ne constate pas d'atrophie du triceps.

Traitement : Immobilisation dans un appareil plâtré et pointes de feu.

7 nov. — M. Duplay ordonne les injections iodoformées intra-articulaires. Mucilage iodoformé, chaque injection contenant 1 gr. 65 d'iodoforme.

Injections les 7 nov., 10 nov., 13 nov. Douleurs assez vives au moment de l'injection, faibles pendant le reste de la journée.

Le 21 novembre, la température monte brusquement à 39°4 et redescend, le lendemain, à 37°, avec oscillation, pendant deux jours autour de 38 degrés. Douleurs vives pendant les trois jours.

28 novembre. — Injection peu douloureuse. — 5 décembre, *idem*.

12 décembre. — M. Duplay constate un mieux sensible ; les fongosités ont diminué.

19 et 26 décembre, 2 janvier. — Injections peu douloureuses.

9 janvier. — M. Duplay, trouvant le progrès lent, fait faire les injections deux fois par semaine.

13 janvier. — Toujours douleurs. — 16 janvier, au moment de l'injection.

20, — Très faible le reste du jour.

24. — Pas de réaction de température ;

27. — Le genou est notablement amélioré, l'enflure a presque disparu et les fongosités ont diminué.

Encore un traitement.

9

Observation VII

(Ex Péchin, loc. cit.)

Tumeurs blanches du genou traitées d'abord par les injections iodées puis iodoformées.

Bor..., 32 ans, bronzeur, couché au n° 19, salle Saint-Landry.

Antécédents héréditaires. — Mère morte suites de couches. Père bien portant. Huit frères vivants et bien portants.

Antécédents personnel. -- Rien.

Histoire de la maladie. — En 1887, le malade, qui était à ce moment chasseur alpin, souffre du genou, se repose quinze jours et reprend ensuite son service pendant un an.

En 1896, ce malade a la jambe contusionnée dans un accident de chemin de fer. Genou enflé, le malade se repose dix jours, puis se remet au travail. Depuis ce temps, il ressent toujours une douleur au niveau des plateaux du tibia ; cette douleur se faisait sentir surtout au début de la marche et augmentait par la fatigue. Depuis ce moment, le gonflement du genou augmente lentement.

21 avril 1896. — Arthrectomie. La plaie se cicatrise, mais il reste un trajet fistuleux.

26 avril. — A son entrée dans le service, le genou est très enflé (fluctuation) ; points douloureux ; plateau du tibia, pression rotulienne détermine une vive douleur. Les condyles fémoraux ne sont pas douloureux. Les culs-de-sac synoviaux sont empâtés et donnent une sensation plus nette de fluctuation. Le triceps est atrophié. Un petit trajet fistuleux profond de 2 cent. environ reste sur le trajet de la cicatrice.

Traitement. — Injection de la solution iodée, un gramme d'iode par injection.

4 nov. — Première injection cause une douleur très vive qui cesse seulement vers le soir.

7 nov. — Nouvelle injection très douloureuse.

10 et 13 nov. — Injections douloureuses.

16 nov. -- M. Duplay fait faire des injections tous les jours. Elles sont mieux supportées et les fongosités diminuent notablement.

5 déc. — M. Duplay constate une grande amélioration et fait cesser les injections.

6 janv. — État reste stationnaire. M. Duplay fait faire des injections mucilage iodoformé tous les huit jours. Elles ne sont aucunement douloureuses.

25 janvier. — Les injections se font maintenant 2 fois par semaine. M. Duplay est très satisfait du résultat. Le malade est encore en traitement.

Observation VIII

(In thèse de Péchin — Paris, 1897)

Tumeur blanche du genou guérie par les injections intra-articulaires d'éther iodoformé.

Mlle S..., 19 ans. Couchée n° 5 de salle N.-D.

Antécédents héréditaires. — Père vivant, bien portant. Mère morte à 29 ans, tuberculeuse. Un frère et 6 sœurs morts.

Antécédents personnels. — Rougeole, bronchites fréquentes ; à son entrée à l'hôpital, souffle léger au sommet droit.

Histoire de la maladie. — Décembre 1895. Attaque de rhumatisme articulaire, traitée à l'hôpital Andral. Elle en sort pour venir à l'Hôtel-Dieu.

Mars 1876. — La malade a la jambe fortement fléchie, le genou est enflé et le plateau tibial interne est douloureux à la pression.

La pression sur le talon détermine des douleurs articulaires. On redresse la jambe sans anesthésie, on maintient la réduction par appareil plâtré.

La malade reste deux mois à l'hôpital, on lui met un silicate et elle part au Vésinet en mai. Depuis ce temps la malade ne peut marcher et travaille assise ; elle garde son silicate jusqu'à sa rentrée à l'hôpital.

Rentrée à l'Hôtel-Dieu le 2 septembre 1896. Elle y revient à cause des douleurs plus vives qu'elle ressent. A l'examen, on constate :

1° Points osseux douloureux, plateaux tibiaux droit et gauche, condyles fémoraux, idem ;

2° Tuméfaction du genou avec empâtement des culs-de-sac synoviaux ;

3° Empâtement de la région poplitée :

4° Atrophie du quadriceps.

Traitement. — Immobilisation dans appareil plâtré. M. Duplay ordonne les injections d'éther iodoformé à 20 0/0, 5 cent. cubes par injection.

7 novembre. — Injection au côté droit du tendon rotulien. Douleurs très vives pendant un jour.

10. — Injection au côté gauche du tendon rotulien. Pas de réaction douloureuse, cependant la sensibilité et l'enflure du genou ont augmenté.

13. — Injection dans cul-de-sac sous-tricipital gauche. Aucune douleur.

21. — Injection dans cul-de-sac sous-tricipital droit. Enflure du genou diminue.

28. — Injection côté droit du tendon rotulien. Compression ouatée.

11 décembre. — Dernière injection au côté gauche du tendon rotulien. Douleur pendant un jour. Petite éruption iodoformée qui dura 3 ou 4 jours, le genou a un volume normal.

21. — On retire l'appareil plâtré et on met un appareil silicaté.

La malade sort guérie de l'hôpital.

Observation IX

(J. Boeckel : *De la résection du genou.* Paris. 1889. Obs. VI.)

Hydarthose chronique du genou. — Ponction. — Lavage avec solution phéniquée à 2,5 puis à 5 %. — Guérison. — Ankylose.

Br... Max. 18 ans, entré le 1er octobre 1887 dans mon service (salle 101), pour une hydarthose chronique liée à la présence d'une arthrite datant de huit mois et traitée en vain par les moyens usuels. La constitution du sujet est mauvaise, il est pâle, amaigri ; la longue durée de l'affection, étant donnée sa complexion chétive, fait craindre le développement d'une arthrite tuberculeuse.

Le 18 octobre, ponction avec gros trocart, comme dans le cas précédent. Evacuation de 150 grammes de liquide légèrement trouble et floconneux. Lavage avec solution phéniquée à 2,5 puis à 5%; à la deuxième injection le liquide ressort clair. Pansement iodoformé maintenu par une bande neuve.

Le 28. — Appareil silicaté pendant 3 mois.

Le 9 novembre. — Le malade se lève et marche à l'aide d'une paire de béquilles.

Guérison maintenue depuis lors. Ankylose en rectitude.

Observation X

(Er J. Bœckel : *De la résection du genou*, Paris, 1889, Obs. V).

Hydarthrose symptomatique d'une arthrite tuberculeuse du genou. — Ponction.
Lavage phéniqué à 2,5 %. — Ankylose. — Guérison.

V. H..., 23 ans, entre dans mon service (salle 101, hôpital civil), le 10 juin 1885. Hydarthrose symptomatique d'une arthrite du genou, datant de plusieurs mois. Menace de tuberculose pulmonaire. Amaigrissement. Les traitements employés antérieurement ont échoué.

Le 15, ponction au côté externe du genou, à l'aide d'un grand trocart, qui pénètre dans l'article au niveau de la face postérieure de la rotule. Evacuation de 105 grammes de liquide louche, renfermant de nombreux grumeaux, et des particules osseuses révélées au microscope. Lavage phéniqué à 2,5 % jusqu'à ce que le liquide sorte clair.

Contre mon attente, la réaction est nulle. La question d'arthrotomie qu'on avait soulevée après cette intervention, peut être définitivement écartée au bout de dix jours. A cette date, on applique un appareil silicaté pendant deux mois; quelques jours plus tard, le malade circule avec des béquilles.

A la levée du bandage, raideur du genou; douleurs lorsqu'on essaye de faire exécuter des mouvements. Je conseille le repos au lit et installe le membre sur une attelle à pédale pendant six semaines.

Le malade se lève vers le 30 septembre et se promène dans les cours de l'hôpital portant une simple bande de caoutchouc comme unique pansement.

L'ankylose s'établit bien, et, trois mois plus tard, l'opéré quitte le service. L'affection pulmonaire est en voie d'amélioration.

La guérison s'est maintenue depuis deux ans.

Observation XI

(Prof. Le Fort, *Bull. et Mém. Soc. Chir.*, 1879).

Arthrite fongueuse du genou. — Injections de sulfate de zinc répétées.
Guérison

D..., Fr., 25 ans, entre à l'hôpital Beaujon, le 3 février 1879. Il y a quatre ans, douleurs et gonflement du genou droit, marche difficile, puis impossible ; pointes de feu ; peu de résultats. A la fin de 1878, douleurs et gonflement augmentent. Genou chaud et douloureux au toucher, amaigrissement, perte de l'appétit.

5 février. — Immobilisation et compression ouatée.

12 mai. — Injection *dans* le cul-de-sac supérieur avec la seringue de Pravaz de 8 gouttes de sulfate de Zn au dixième, additionné de trois fois son volume d'alcool pur. L'injection cause une légère sensation de cuisson, qui disparaît après un quart d'heure.

Le 16. — Nouvelle injection de 16 gouttes *dans* le cul-de-sac supérieur, quelques gouttes de pus,

Le 18. — Ponction : issue de 30 grammes de pus séreux, compression.

Le 27. — Nouvelle ponction, 30 grammes de pus et de sérosité.

Le 28. — Injection de dix gouttes de la solution alcoolisée de sulfate de Zn dans la partie interne du cul-de-sac synovial.

Le 31. — Les régions des injections présentent des duretés diffuses. Le volume du genou a diminué. Nouvelle ponction ; 30 grammes de pus. Injection de 10 gouttes de la solution de Cl Zn.

13, 23 et 26 juin. — Nouvelles injections de Cl Zn.

Le 28. — Injection intra-articulaire de 5 gouttes de solution phéniquée au 1/20.

3, 11, 17 et 23 juillet. — Injections de 5 gouttes de Cl Zn.

6 août. — Le volume de l'articulation a beaucoup diminué, les douleurs ont disparu. Le malade se lève et se promène ; un peu de raideur du genou. Lefort considère ce malade comme à peu près complètement guéri.

Observation XII

(Dupin, *in Gaz. des Hôpit.*, Toulouse, 1888. Obs. résumées *in* thèse J. Rebout.

Tumeur blanche du genou chez un enfant de 11 ans. — Injections éthéro-iodoformées pendant 6 mois. — Guérison.

Enfant de 11 ans, entré le 5 août 1886. Tumeur blanche du genou.
Pointes de feu. Immobilisation de l'articulation.

10 octobre. — Injections d'éther iodoformé. A partir de ce moment, jusqu'au 25 décembre, injections tous les deux jours, puis à
partir du 25 décembre, injections deux fois par semaine.

Du 1ᵉʳ janvier au 10 avril 1887, une seule injection par semaine
(3 par séance). Ces injections ont toujours été fort douloureuses.

10 mai. — Escarre sèche.

25 avril. — Le malade marche. Raideur du genou.

5 mai 1888. — Ankyloses rectilignes. Raccourcissement de 3 centimètres. L'enfant marche bien ; bon état général.

B. — ARTHRITES AVEC ABCÈS.

Observation Première.

(*Ex. Kirmisson, in Rec. Orth.* 1891)

Arthrite tuberculeuse du genou consécutive à un abcès sous-périostique du
fémur. Injections iodoformées. — Guérison.

Victor N..., enfant de 5 ans, peu développé pour son âge, entre
dans notre service le 26 janvier 1893. Quand on le découvre, on est
frappé par l'attitude de son membre inférieur gauche. La jambe est
fléchie sur la cuisse suivant un angle de 120° environ. L'articulation
du genou est volumineuse, globuleuse; les téguments sont sains et
ne présentent que des traces de pointes de feu appliquées antérieurement. Au-dessous de l'article, au niveau de l'extrémité supérieure

du tibia, on trouve en avant une forte dépression traduisant l'existence d'une subluxation du tibia en arrière.

Au-dessus, la cuisse présente une tuméfaction très apparente qui remonte jusqu'à son tiers supérieur pour se confondre peu à peu avec les parties voisines, et qui est surtout marquée à la partie antéro-interne de la cuisse. A la palpation, cette tuméfaction est le siège d'une fluctuation très nette qui se propage jusqu'au niveau du cul-de-sac sous-tricipital. La palpation de l'articulation provoque de la douleur et la montre distendue par les fongosités.

Les mouvements d'extension et de flexion qu'on cherche à produire sont douloureux. Les mouvements de rotation de la cuisse en dehors sont assez limités et provoquent également des cris. Les ganglions de l'aine sont tuméfiés ; il existe une atrophie musculaire évidente de la cuisse et de la jambe. L'examen de la poitrine ne révèle aucune lésion appréciable des poumons.

Le 13 février 1893, nous endormons le petit malade ; nous pratiquons avec la seringue aspiratrice l'évacuation de ce volumineux abcès, et nous y injectons 10 gr. d'éther iodoformé à 10 0/0, soit 1 gr. d'iodoforme.

En même temps nous pratiquons le redressement de l'articulation, nous immobilisons le genou dans une gouttière plâtrée, et nous exerçons sur la partie antérieure de l'articulation laissée à découvert la compression ouatée.

Le 5 mars, on note que l'état général est très bon et que la tuméfaction du membre a beaucoup diminué. Toutefois, comme il restait encore une certaine quantité de liquide dans la poche, le 10 avril, nous pratiquons une seconde ponction suivie de l'injection de 10 grammes d'éther iodoformé.

Cette seconde ponction suffit à procurer la guérison.

En effet, le 7 mai, la poche était entièrement rétractée.

Le 20, on appliquait un appareil silicaté et le petit malade commençait à marcher avec des béquilles.

Le 1er juillet, il quittait l'hôpital, complétement guéri.

Observation II

(Ex. Kirmisson, *loc. cit.*)

Arthrite tuberculeuse du genou gauche. — Injections iodoformées. — Guérison.

...En même temps que nous donnions des soins à ce petit malade dans notre service (ex. obs. préc.), nous avions l'occasion d'observer en ville une jeune fille de 15 ans, que nous avons traitée avec notre maître, le professeur Verneuil.

Il s'agit d'une jeune fille qui, depuis de longues années déjà, souffrait d'une arthrite chronique du genou gauche. Quelques mois avant son arrivée à Paris, cette arthrite s'était réchauffée et avait abouti à la suppuration.

Ayant reconnu, par deux ponctions successives, l'existence du pus en grande abondance, les médecins qui la traitaient l'engagèrent à venir à Paris, disant qu'il serait nécessaire de pratiquer la résection du genou.

Quand nous la vîmes, au commencement d'avril, avec le professeur Verneuil, nous constatâmes l'état suivant : le membre est très atrophié, et, contrastant avec sa maigreur, il existe une tuméfaction énorme occupant la région antéro-interne de la cuisse, remontant jusqu'au tiers supérieur du membre, descendant en bas jusqu'au niveau du genou, où elle se prolongeait sous forme de bosselure recouvrant le condyle interne du fémur.

Dans toute l'étendue de cette énorme tuméfaction, on percevait une fluctuation évidente, de sorte qu'il s'agissait d'un vaste abcès sous-périostique en communication avec l'articulation du genou.

La jointure présentait une flexion légère et ne possédait que de très légers mouvements.

Le 5 avril 1893, la jeune fille étant endormie, nous fîmes, M. Verneuil et moi, l'évacuation de ce vaste abcès qui renfermait un demi-litre de pus environ, puis nous pratiquâmes dans la poche une injection d'éther iodoformé. Le membre fut redressé et immobilisé dans une gouttière plâtrée, au-devant de laquelle on pratiqua la compression ouatée.

Les suites de cette intervention furent des plus simples. La malade n'eut ni fièvre, ni douleurs, et son état général ne tarda pas à s'améliorer.

Mais, comme le liquide s'était reproduit en quantité notable, une deuxième ponction fut pratiquée le 29 avril, et suivie de l'injection de 10 grammes d'éther iodoformé à 10 0/0.

Enfin, une troisième ponction fut faite le 30 mai, et suivie de l'injection de 5 grammes de la solution d'éther iodoformé à 10 0/0.

Mais à ce moment, il était facile de prévoir la guérison complète de l'abcès, car le liquide retiré par la ponction n'était plus du pus, mais seulement de la sérosité fortement colorée en jaune par l'iodoforme.

Au commencement de juin 1893, la jeune fille quitta Paris, ne présentant plus que très peu de liquide dans la poche de son abcès, et pourvue d'un appareil en cuir moulé, immobilisant l'articulation.

Ce qui fait l'intérêt particulier de cette observation, c'est que, le 8 mai dernier, c'est-à-dire au bout d'un an, nous avons revu cette jeune fille et nous avons pu constater son entière guérison.

Son état général est excellent ; elle s'est beaucoup développée et a notablement engraissé. Il ne reste plus aucune trace de son abcès, la cuisse est seulement un peu plus grêle que celle du côté opposé. Particularité importante à signaler, bien que le membre de cette jeune fille ait été immobilisé dans un appareil rigide, et que l'on n'ait fait aucune tentative de mobilisation, les mouvements sont cependant revenus dans une très grande étendue, et aujourd'hui, notre jeune malade peut fléchir la cuisse à angle droit.

Observation III

(Ex T. Kirmisson et P. Ardouin, in *Revue d'Orthopédie*, 1898)

Coxalgie gauche et arthrite du genou droit

Em. C..., 5 ans, est présentée à la consultation le 4 avril 1895. Au côté interne du genou droit, on trouve un volumineux abcès.

6 avril 1895. — Chloroformisation. Ponction et injection de 5 gr. d'éther iodoformé.

21 janvier 1897. — Revue. L'arthrite du genou est complètement guérie, le membre est en extension, mais il existe un léger degré de

subluxation du tibia en arrière. La hanche gauche est en très bon état et dans une attitude satisfaisante, extension et abduction légère; il reste un peu de rotation en dehors. Il n'y a ni douleur, ni abcès, mais on trouve un gonflement notable au niveau du grand trochanter. On applique un appareil plâtré en spica embrassant la cuisse et le bassin.

L'état général est excellent.

Observation IV

(*Ex Kirmisson et Ardouin, in Revue d'orthopédie. 1898*)

Tuberculose du tarse

Alph. J..., 14 ans, entre le 2 février 1996 dans le Pavillon. On remarque un volumineux abcès au côté du dos du pied, et une tuméfaction fongueuse au côté inter·, au niveau des os de la deuxième rangée, se prolongeant un peu en arrière de façon à circonscrire la malléole interne. Le calcanéum et l'astragale sont indemnes, le pied est déjeté en valgus.

14 février.—Chloroformisation. La ponction de l'abcès donne issue à un pus séreux, mélangé de grumeaux caséeux; on injecte 5 grammes d'éther iodoformé. Sur les fongosités du bord interne du pied, on applique des pointes de feu pénétrantes. Immobilisation dans une gouttière plâtrée. Un petit abcès existant sur le dos du pied gauche, on le ponctionne à l'aide de quatre pointes de feu profondes.

23 mars. — Amélioration considérable. Chloroformisation. Nouvelle ponction par laquelle on ne peut évacuer une seule goutte de liquide, on arrive cependant à pousser un peu d'éther iodoformé dans la poche. Puis sur les fongosités du bord intense, sur le scaphoïde et l'articulation scapho-cunéenne, on applique 20 pointes de feu pénétrantes.

6 mai.— Le pied est revenu à ses rapports normaux avec la jambe. L'abcès froid du papier a disparu, les fongosités ont considérablement diminué, les pointes de feu sont cicatrisées.

Le 8. — Nouvelle séance d'ignipuncture : 20 pointes de feu. Gouttière plâtrée.

10 juin. — Guérison complète. Toute trace d'abcès et de fongosités a disparu.

Le 21. — Sort, marchant facilement, munie d'une chaussure spéciale.

20 avril 1897. — Revue. Etat très satisfaisant. Ni abcès, ni fongosités.

Le pied n'est pas douloureux, les mouvements sont conservés dans les articulations tibio et médio-tarsiennes. L'enfant a seulement un peu d'œdème du pied depuis qu'elle n'a plus le pied soutenu par une chaussure solide.

Observation V

(Jæger, *Gaz. méd. de Strasbourg*, p. 1, 1887)

Arthrite tuberculeuse tibio-tarsienne. — Injection d'éther iodoformé. — Guérison.

Une petite fille de 10 ans, chez laquelle s'était développée depuis neuf ou dix mois une arthrite tibio-tarsienne ; fluctuation très nette, douleurs très vives, mouvements de latéralité et antéro-postérieurs.

Etat général satisfaisant. Première ponction et injection d'éther iodoformée, le 29 mars. Immobilisation du pied sur attelle à pédale et pansement compressif.

Le 5 avril, on constate une nouvelle accumulation de pus dans l'article et, outre les mouvements de latéralité, du frottement des surfaces articulaires. Deuxième ponction et injection. Pansement compressif.

Le 23 avril, on remplace l'attelle par un appareil plâtré ; la collection purulente a notablement diminué ; la tuméfaction n'est plus que très légère. Les mouvements sont encore étendus, mais on ne sent plus de frottements. On injecte 3 ou 4 grammes d'éther iodoformé avec la seringue Pravaz ; nouvel appareil plâtré.

Le 14 juillet, la malade vient se montrer ; on ne trouve plus trace de liquide, pas de douleurs, les mouvements sont normaux et se font sans frottement.

Observation VI

(*In* Bonnet, de Lyon). (Résumée)

Abcès froid de l'articulation du genou. — Injections. — En voie de guérison..

A. R..., âgée de 9 ans, est entrée à l'Hôtel-Dieu de Lyon, le 15 mars 1811. Elle est affectée d'une inflammation chronique du genou gauche.

De constitution lymphatique.

Il y a 6 mois, elle eut une éruption de plaques rouges sur la jambe ; ces plaques disparurent au bout de 3 jours. 1 mois après cette éruption, le genou gauche devint le siège de quelques douleurs sourdes et se gonfla considérablement.

Le 16 mars, on ponctionne la tumeur. Sortie de pus mêlé de sang. Injection d'alcool à 32°.

La douleur est des plus vives pendant une heure seulement, puis elle se calme.

Aucun accident. Chaleur et gonflement du genou augmentent légèrement.

1er avril. — Le membre opéré est placé dans une gouttière. Frictions avec pommade iodée. Piqûre causée par le trocart est fermée. N'a jamais suppuré. Parties molles indurées, fluctuation profonde. On exerce la compression avec des tours de bandes.

5 mai. — Absence de fluctuation ; l'empâtement persiste autour de la jointure. Aucune douleur.

7 juin. — Commence à marcher. Application d'un moxa sur l'articulation. La synoviale contient encore du liquide. Ponction et injection de teinture d'iode : 15 gr. sans accident.

26 juin. — Sortie du malade. Genou se trouvant dans un état satisfaisant. Mouvements s'exécutent avec facilité et sans douleurs.

Observation VII

(*In* Bonnet). (Résumée).

Abcès froid du genou. Injections iodées. Amélioration très sensible.

M. N..., âgée de 7 ans, d'un tempérament lymphatique, entre à l'hôpital le 7 mars 1841.

Cette fille n'a jamais eu de maladie scrofuleuse. Son genou est fléchi sur la cuisse ; douleurs et fluctuations à la partie interne de l'articulation. Le mal existe depuis trois mois, sans qu'on ait pu en déterminer la cause, et depuis un mois la marche est devenue presque impossible. A la partie interne du genou est un moxa qui fournit une abondante suppuration.

11 mars. — On pratique la ponction de la tumeur ; il en sort du pus séreux et on injecte de l'alcool à 32°. La réaction est presque nulle.

15 mars. — On fait une nouvelle ponction et une nouvelle injection. L'opération ne s'accompagne d'aucun accident. On n'observe aucun phénomène cérébral consécutif. Seulement, il survient une légère inflammation, la peau devient rouge et luisante. On exerce une légère compression depuis l'extrémité du membre jusqu'au-dessus de l'articulation.

6 mai. — La malade sort de l'hôpital dans l'état suivant :

Le genou est revenu à son volume normal. La rotule, qui était adhérente aux condyles, est parfaitement mobile et n'a subi aucune déviation. On ne sent plus de fluctuation ; les mouvements de flexion et d'extension s'exécutent facilement et sans douleur ; la malade marche avec aisance, son genou est seulement un peu raide, tandis qu'auparavant, la jambe était fléchie sur la cuisse. La plaie produite par le moxa est cicatrisée. Il n'y a plus que la piqûre de la dernière ponction qui fournit encore un léger suintement séreux.

La sortie générale est satisfaisante ; la constitution même paraît s'être améliorée. (Observation extraite de la Thèse de M. Martin.)

Observation VIII

(*In* Bonnet. Résumée.)

Abcès froid à l'articulation du genou. — Injections irritantes.
Amélioration très grande.

M. G..., âgée de 7 ans, entre à l'hôpital le 19 avril 1841. De constitution scrofuleuse, lèvres et face bouffies. Depuis plusieurs années, son genou droit présente une tumeur énorme à la partie externe de l'articulation. Une autre sous le triceps. Ce foyer purulent communique avec l'articulation, dans laquelle on sent aussi de la fluctuation. Il existe à la partie interne de la jointure une cicatrice qui annonce une ancienne ouverture du foyer. Empâtement diffus. Le malade n'a subi aucun traitement antérieur ; elle n'a jamais souffert beaucoup ni cessé de marcher.

Dans l'espace de trois mois, je fis six ponctions suivies de six injections irritantes dans la cavité du genou qui était remplie d'un pus séreux. Jamais ces injections n'ont été suivies d'accident. Les parois du foyer présentaient si peu de réaction qu'on a eu de la peine à obtenir une légère inflammation et celle-ci ne s'est jamais accompagnée de fièvre.

Les deux premières fois, on injecte de la teinture d'iode en grande quantité. Il ne se manifeste pas la moindre irritation et la tumeur reste aussi volumineuse

A la troisième ponction, le pus est coloré en jaune ; on injecte une grande quantité d'eau-de-vie saturée de camphre. Il y a de la réaction.

Quelques jours après, la plaie faite par le trocart laisse circuler une grande quantité de pus. Les parois du foyer situé au-dessous du triceps se rapprochent et paraissent se cicatriser, mais l'articulation contient toujours du liquide, et deux ouvertures restées fistuleuses fournissent une abondante suppuration.

Le genou a 4 centimètres de circonférence de plus que celui du côté sain, la peau n'a pas changé de couleur, elle n'est pas adhérente. Le tissu cellulaire sous-cutané est toujours empâté.

Le 1er juin, on injecta de la teinture d'iode ; elle ne produisit qu'une faible réaction. Néanmoins le genou diminua de volume,

Le 9 juillet, on injecta du baume de Fioraventi ; ce liquide, plus irritant encore que la teinture d'iode, détermina une légère inflammation, car la chaleur augmenta et la peau du genou devint rouge ; mais il n'y eut pas de fièvre. La suppuration diminua beaucoup, une des ouvertures fistuleuses s'était fermée.

Le 20 juillet, on injecta de la teinture d'iode pour la dernière fois. Elle ne produisit aucune réaction, mais pendant quatre jours, il est sorti une grande quantité de pus.

Au commencement du mois d'août, le genou était desséché et les ouvertures fistuleuses oblitérées. On ne sentait plus que quelques inégalités dures à la place du vaste foyer qui était sous le triceps. Dans le genou, il n'y avait plus aucune fluctuation, la flexion et l'extension s'exécutaient comme dans l'état normal. La santé générale s'est ensuite améliorée ; sortie de la malade quasi-guérie. Il ne reste plus qu'un peu d'empâtement et de la raideur du genou.

CHAPITRE VII

DISCUSSION

Nous ne nous attarderons pas à discuter la nécessité de tout traitement général et notre devoir de le prescrire. Celui ci, tous l'admettent, et par tous, un même traitement est prescrit.

Quant au choix d'un traitement local... ici, les avis diffèrent, ainsi que nous avons pu le constater dans les chapitres précédents.

Mais pour ne pas trop étendre le sujet de ces débats, nous nous contenterons de comparer l'action, les effets et résultats de l'immobilisation et des injections, sans oublier, cependant, de consacrer quelques lignes aux méthodes sanglantes, entre autres la résection.

Nous nous contenterons, disons-nous, car, ainsi que nous l'avons vu, presque tous les chirurgiens admettent la nécessité d'une thérapeutique conservatrice dans les tumeurs blanches... au début, du moins. Elle nous est donc la plus importante.

Que l'on n'oublie point, cependant... Toute intervention doit puiser ses indications dans :

a). Les conditions sociales du malade ;
b). Le siège de la tuberculose ;
c). L'étendue des lésions ;
d). La variété de ces lésions ;
e). L'état général du sujet.

De plus, l'âge nous fournit quelques indications nouvelles et importantes.

Aussi, préférons-nous scinder cette étude en deux parties distinctes, basées sur les résultats ordinaires produits par ces interventions : l'une consacrée aux méthodes de choix chez l'enfant et l'autre chez l'adulte.

Chez l'enfant. — Nous savons qu'ici — et la plupart des chirurgiens le reconnaissent — les tumeurs blanches ont une certaine tendance aux guérisons spontanées.

Donc, notre thérapeutique doit un peu se baser sur cette loi et s'efforcer de la favoriser. Elle doit, de plus, s'essayer à conserver au malade la fonction du membre, tout en supprimant la lésion locale.

Voilà notre but.

Comment le poursuivre ?

Pouvons-nous recourir à l'immobilisation, ou devons-nous lui préférer quelques autres opérations?

Étudions — pour la juger ensuite — et son action et ses défauts et ses résultats.

L'immobilisation n'agit activement que contre certains symptômes. Son rôle direct contre le bacille est nul ! Elle nous oblige, en outre, durant des mois et des années, à enfouir ce membre sous un plâtre !

Mais l'immobilisation aura presque toujours, comme conséquence fatale, la ruine des mouvements de cette jointure par ankylose, très souvent fibreuse. Mais l'immobilisation, si elle peut être puissante contre les éléments : douleurs ou inflammation, n'a que bien peu d'action sur le foyer même du mal. Elle ne réussit que « dans les cas qui veulent bien guérir ».

Cependant, reconnaissons que ce procédé a procuré de beaux résultats en tant que guérisons. Reconnaissons qu'il évite — s'il est bien appliqué toutefois — les subluxations si fréquentes

dans toute arthrite et les attitudes vicieuses des membres.
C'est là son principal mérite et nous avons vu que, le plus souvent, les partisans des injections y recouraient simultanément,
jusqu'à ce que tout phénomène inflammatoire et douloureux,
toute contracture musculaire fussent abolies...

Mais cet avantage n'est pas suffisant pour nous faire adopter l'immobilisation, à l'exclusion de toute autre méthode plus
active.

Revenons à ses inconvénients !

Par l'immobilisation, on perd parfois un temps précieux, et
dans ce siècle exigeant, très avare de temps, il ne faut pas
trop se complaire en ce *dolce farniente* que nous procure ce
traitement après la pose d'un appareil.

On veut plus aujourd'hui, et réclame d'autres procédés plus
rapides et tout aussi sûrs : les injections modificatrices furent
et seront employées dans ce but.

Autre considération. Tandis qu'on attend patiemment la
date où l'on devra enlever le plâtre, sous l'appareil, insidieu-
sement, le mal étend au loin ses ravages. Et quand le jour est
venu où nous devons enlever cet appareil, nous sommes tout
surpris de n'obtenir qu'un résultat médiocre, sinon mauvais.

L'immobilisation ne saurait avoir aucune action réellement
efficace sur des lésions osseuses, si fréquentes chez l'enfant.

Bref, l'immobilisation peut être excellente en certains cas.
Rares sont les chirurgiens qui doutent de son efficacité. Mais
cette méthode est aveugle. Elle est insuffisante parfois et lente
toujours !

Elle a ses contre-indications et possède quelques défauts
dans ses résultats ultérieurs.

Et quelle action peut avoir l'immobilisation aussi rigoureuse
que possible sur plusieurs variétés de tuberculoses articulaires ?
sur la forme fibro-caséeuse, par exemple ?

Tandis qu'ici l'action des injections modificatrices peut être grande d'abord en aseptisant ces tissus, puis en favorisant non plus l'évolution caséeuse, mais par irritation aiguë, le processus scléreux.

Quant aux opérations sanglantes, voyons ce qu'après tant de promesses de la part de leurs partisans les plus convaincus, elles nous ont donné jusqu'ici.

1° Elles ne nous mettent point à l'abri des récidives, celles qui, au dire de leurs admirateurs, devraient implacablement anéantir tout foyer tuberculeux.

2° Elles sont parfois la cause d'une généralisation ou de suppuration sans fin.

Nous voulons bien qu'en ceci, nous devrions plutôt accuser l'asepsie douteuse de l'opérateur ou de la malpropreté du milieu dans lequel vit l'opéré; mais la généralisation ? Elle s'est vue même se produire dans nos cliniques le plus en renom et dans les services de chirurgiens émérites. Les statistiques sont là, et le cri d'alarme a déjà retenti maintes fois.

3° Voilà pour le présent, mais l'avenir ? Quels résultats nous ont-elles procurés, ces opérations soi-disant merveilleuses ?

Nous voyons que l'arthrotomie est condamnée par la plupart comme insuffisante.

Nous voyons que l'arthrectomie, bien souvent, « n'est que le prélude d'une autre opération plus étendue », la résection, et qu'en outre, elle nous garantit bien peu sur l'avenir du sujet et la durée de sa guérison, si toutefois nous pouvons l'appeler ainsi, ce long sommeil d'un mal.

Mais la résection ? cette providentielle opération ! celle-là seule nous permet d'affirmer une cure radicale !

Nous les avons lus ces passages enthousiastes en l'honneur de cette opération. Certes, la résection a fait ses preuves. Elle nous a permis de sauver bien des membres, voire des existences.

Mais hier enfant, il ne le restera pas toujours, cet opéré ! et demandons-nous ce que plus tard le membre deviendra.

Elles étaient donc belles, théoriquement, ces opérations tentées sur le jeune âge : extirpation totale des tissus pathologiques, plaies de bel aspect, etc., puis, parfois, mouvements conservés.

Devant un tel résultat immédiat, nous comprenons l'enthousiasme d'antan.

Mais les années ont succédé aux années, et l'enfant est devenu homme.

Son membre guéri, il le maudit presque, car il lui est plutôt un sujet d'ennuis.

A ce raccourcissement, la résection condamne presque fatalement l'enfant et c'est en voyant de pareils résultats que nos chirurgiens actuels se sont vus obligés ou de réformer leur technique opératoire ou de renoncer, à cet âge, à toute intervention sanglante.

Kœnig, depuis longtemps, soutenait que « c'est la minorité des cas de résection du genou qui, à la longue, était suivie de guérison avec conservation d'un membre encore utile. »

Et Kirmisson ne la considère, à son tour, non comme une opération de choix, mais de nécessité.

Un vilain dossier, chez l'enfant, pour la résection.

On fit, dès lors, la résection atypique et intra-épiphysaire. Les résultats furent meilleurs mais sans être très brillants, puisque la plupart condamnent toute intervention chirurgicale chez l'enfant, à moins d'indication spéciale telle que gravité du mal, étendue de la lésion ou son évolution particulièrement rapide.

Telle est la dualité qui existait entre nos théories thérapeutiques jusqu'à ces dernières années.

Plusieurs chirurgiens, trouvant l'immobilisation trop lente en ses effets, par trop aveugle, et l'opération sanglante trop brutale et parfois inutile, sinon blâmable, cherchèrent un moyen de concilier ces deux méthodes. Ils trouvèrent les injections.

En effet, les injections agissent directement et indirectement sur le bacille, directement comme antiseptiques et indirectement comme irritants. Elles produisent une inflammation passagère, mais intense, dans les points injectés.

A cette inflammation, si bien étudiée par A. Key et von Recklinghausen, fait suite la sclérose, et cette sclérose péri-articulaire, étouffant vaisseaux sanguins ou lymphatiques, empêchera d'abord l'envahissement des tissus par les bacilles, puis arrivera à étouffer ces mêmes bacilles et leurs tubercules. L'action des injections modificatrices se manifeste non plus après quelques mois ou années, mais après un temps relativement court.

Elle est donc plus énergique que celle de l'immobilisation puisqu'elle attaque le siège du mal et demande moins de temps.

Elle aboutit ensuite, lentement, au même résultat que celui des opérations, tout en conservant le plus souvent la mobilité de l'article et en évitant les mille péripéties d'une intervention sanglante si peu acceptée encore du vulgaire.

L'injection arrive à ce résultat en nuisant d'abord au développement des bacilles, ensuite en étouffant le foyer morbide.

Mais, nous dira-t-on, les foyers tuberculeux sont là, étreints dans cette zone scléreuse ? Qu'il suffise d'un traumatisme quelconque pour amener la rupture de cette barrière défensive, d'où réinfection de la jointure ?

Une opération, elle, nous aurait extirpé ce foyer d'infection pour plus tard.

Bien des chirurgiens, illustres même, se chargeront de réfuter pour nous cette critique.

L'opération, dit-on, extirpe radicalement tout foyer.

Hélas ! non. En effet, que disent Ollier et plusieurs autres ?

« Il nous arrive souvent de ne pas trouver quelques foyers tuberculeux situés dans l'os et de croire ainsi à tort en une opération radicale, si peu radicale que la récidive se déclare parfois quelques années ensuite. »

Mais, disent plusieurs autres, l'opération est indiquée par cela même que souvent on ignore l'existence de séquestres, la présence d'un séquestre devant nous éviter toute thérapeutique trop conservatrice.

Riedel, voulant « juger sainement la méthode des injections » ou les autres moyens conservateurs dans la thérapeutique des tumeurs blanches, a cherché à résoudre cette question. Quelle est la fréquence des séquestres dans la tuberculose des différentes jointures ?

Or, sur 314 cas, 142 étaient des tumeurs blanches à séquestre, ne se prêtant pas à une autre intervention que la cure opératoire.

C'est à la hanche surtout que les séquestres sont fréquents.

70 0|0 des cas et 20 0|0 environ pour les autres jointures qui seules nous intéressent. Donc, 30 0|0, selon Riedel, ne se prêtant pas à une thérapeutique conservatrice.

Faudrait-il donc opérer toujours pour les 20 0|0 que peuvent nous offrir les tumeurs blanches du genou ou du tarse, sans recourir au moyens qui éviteraient aux 80 autres cas les chances d'une opération ? Nous ne le croyons pas.

Donc chez l'enfant, ne pas trop espérer en l'immobilisation, si après un certain temps elle n'a produit aucun résultat. Savoir, de plus, que cette méthode, pour réussir, réclame non pas quelques semaines, mais des années, qu'elle est aveugle, n'agissant aucunement sur la cause elle-même des lésions.

Chez l'enfant, ne pas recourir non plus hâtivement à une opération quelconque, sans avoir au préalable fait l'essai de cette nouvelle méthode : les injections modificatrices, plus énergiques que l'immobilisation et plus conservatrices que la résection.

Certes, elle ne veut pas abolir de notre thérapeutique la résection, qui peut être excellente en certains cas, surtout les résections partielles, modifiées par Ollier, etc.

Non, mais elle tendra à restreindre de plus en plus le nombre des opérations dites sanglantes et à se substituer à l'immobilisation, en raison de ses résultats favorables, de sa rapidité et de la simplicité de sa technique.

« L'immobilisation n'est qu'une thérapeutique de symptômes ; les injections en sont de cause ! » Et il vaut toujours mieux s'en prendre aux causes que de vouloir atténuer les symptômes.

Chez l'adulte. — Ici, l'immobilisation perdit du terrain depuis longtemps et très vite... vu les exigences sociales — inconnues naguère à ce point actuel — les dures nécessités de toute existence humaine, surtout en certains milieux peu aisés où, pour vivre, il faut travailler dur ! On ne pouvait donc river à son lit, des mois entiers.. des années, un pauvre malheureux ou un solide gaillard n'ayant que cette arthrite comme unique manifestation tuberculeuse,

Aussi ne tarda-t-on pas, après la géniale découverte de Lister, d'opérer sans crainte et précocement.

La résection fut l'opération la plus généralement suivie. En effet, ici, elle a sur l'arthrectomie l'avantage d'être plus radicale, de supprimer les foyers osseux, etc., puis elle nous fournit des résultats autrement meilleurs que chez l'enfant. Nous n'avons plus à redouter ici ces raccourcissements de membre inévitables chez l'enfant après l'ablation de cartilages de conjugaison... l'os ayant atteint son summum de développement.

Mais malgré ce... la résection fut en butte à d'amères critiques. On l'accusait, — non sans raison, — de ne pas extirper assez le foyer tuberculeux, d'ouvrir la porte à d'autres infections, de ne pas le soustraire aux récidives... etc.

Et certes, l'accusation n'est que trop juste, parfois.

Les statistiques sont là, témoins d'assez nombreux cas malheureux où, après une opération bien conduite, le malade finit, quelques semaines ou quelques années ensuite, par souffrir du même mal dans la même articulation ou dans une autre... ou mourir de tuberculose pulmonaire.

En effet, nous devons nous souvenir que, le plus souvent, ce foyer articulaire qu'on vient d'enlever, n'est que « l'expression d'une maladie générale », pour me servir des mots employés par Billroth et von Winiwarter.

La preuve en est dans les lésions trouvées à l'autopsie des gens atteints d'arthrite, en dehors de cette articulation malade, lésions qui avaient passé inaperçues durant la vie.

Et nous ne citons pas des statistiques plus ou moins fantaisistes.

Kœnig nous dit lui-même que, sur 80 opérés, après quelques années, 17 seulement avaient survécu ! Nous pourrions en citer d'autres, si le plan et le cadre restreint de notre sujet ne nous interdisaient pas semblable incursion dans le domaine des chiffres.

Billroth la proscrit cette résection du genou : « avec tous les dangers qui l'entourent, elle ne nous promet pas de meilleurs résultats que ceux que peuvent également être obtenus par la thérapeutique chirurgicale sans le secours d'aucune opération. Elle ne doit être entreprise qu'autant qu'elle assure le salut de l'existence. »

Nous le savons. Plusieurs chirurgiens d'un grand mérite se sont élevés énergiquement contre cette assertion.

Mais il n'en reste pas moins établi, de l'aveu de la plupart, que la résection n'est pas toujours très innocente.

Et au début du mal, si, renonçant à la lente immobilisation,

comme certain d'un échec, pourquoi vouloir opérer alors que
la lésion est si limitée ? Pourquoi mettre à feu et à sang cette
articulation presque vierge de toute lésion? alors surtout que
quelques injections judicieusement faites auraient pu presque
sans douleur et sans peine, guérir le même mal?

Chez l'homme comme chez l'enfant, nous devons, dans notre
thérapeutique, considérer : 1° la sûreté d'une opération en ses
résultats immédiats ; 2° la rapidité de la guérison ; 3° le rétablissement le plus complet de la fonction du membre ; 4° les
suites du traitement employé.

Or, les injections, comme toutes les autres méthodes, nous
ont déjà donné des résultats probants de leur efficacité ; pour
s'en convaincre, on n'aurait qu'à lire les nombreuses études
parues à ce sujet.

Et les injections ont, chez l'homme comme chez l'enfant, des
avantages sérieux sur l'immobilisation.

En effet, à la suite de ces injections, la guérison s'obtient
bien plus vite qu'avec la contention et aussi rapidement qu'a-
près une résection.

De plus, le rétablissement de la fonction nous est bien
mieux garanti par ces injections qu'avec tout autre procédé.

Donc, nous pouvons déduire que cette méthode n'est pas
inférieure aux autres quant aux guérisons obtenues... qu'elle
est même, sous certains rapports, bien supérieure.

Elle doit, en outre, nous donner plus de garanties sur l'avenir du malade, puisqu'elle agit plus énergiquement contre la
tuberculose que la simple immobilisation qui, elle, n'a envers
le bacille qu'une action bien molle.

En résumé, nous voyons que les injections réussissent là où
vient échouer l'immobilisation. La réciproque n'est pas dé-
montrée, et cela se conçoit, l'action de la première étant plus
énergique et portant directement sur le siège des lésions.

Nous voyons aussi que l'immobilisation absolue, battue en

brèche par des chirurgiens éminents, jouirait à tort, selon Lucas-Championnière, de ses qualités qui nous la faisaient préférer jusqu'ici.

Elle n'abolit pas les douleurs, mais peut en faire une ample provision pour l'avenir, quand il faudra, après les premiers symptômes inflammatoires, mobiliser la jointure.

Elle ne supprime ni ne calme l'inflammation.

Il en combat l'emploi.

« L'immobilisation, qui a été appliquée comme une panacée constante dans les cas de tumeurs blanches, devra utilement disparaître de la pratique dans un nombre fort respectable de cas pour le genou et l'articulation tibio-tarsienne. J'en ai de nombreux exemples. »

Donc, devant l'inutilité ou l'insuffisance de l'immobilisation et la gravité des résections, nous ne devons pas hésiter à recourir à l'emploi des injections, dans les cas nous permettant une intervention conservatrice.

Quant aux suites lointaines, nous devons être moins affirmatifs, cette méthode datant d'hier, et aucune observation, sauf une, n'en faisant mention.

Beaucoup meurent, s'il faut en croire les statistiques de Kœnig, Billroth, etc., de tuberculose pulmonaire dans un temps plus ou moins éloigné de l'opération,

Nous ne pouvons pas toujours incriminer les opérations d'être la cause de cette mort précoce, car nous ne devons jamais oublier la loi de Louis, qui, pour être assez souvent fautive, n'en est pas moins exacte dans la plupart des cas.

Si donc, nous adoptons cette théorie, qui fait de l'arthrite tuberculeuse une lésion locale d'une infection généralisée, ni la méthode conservatrice, ni la méthode sanglante ne pourront, — à elles seules, — lutter contre le mal. Cette dernière peut extraire un foyer qui n'empire que l'état du malade. Mais la méthode des injections, — selon Verneuil, par exemple, — aurait ici cette supériorité d'introduire dans l'organisme un produit capable de le défendre pour un temps plus ou moins long contre le microbe, tout en supprimant le foyer articulaire.

Mais il ne faut pas avoir une confiance illimitée en ces moyens conservateurs, lorsque l'infection tuberculeuse se manifeste ailleurs que dans l'articulation. Elles ne peuvent rien, et l'organisme, en ce cas, n'est plus qu'un fief de la tuberculose.

Le mal est là, il est partout.

Comment une simple exérèse ou une injection pourrait-elle conférer à cet individu cette quasi-immunité pour plus tard contre ce mal dont il mourra?

L'opération retarde l'heure fatale, mais ne saurait le guérir en ce cas.

CONCLUSION

Dans un très grand nombre de cas de tumeurs blanches, l'immobilisation seule est insuffisante pour amener la guérison.

Nous pensons qu'il est sage de l'employer simultanément avec d'autres moyens thérapeutiques ; parmi ceux-ci :

Les injections intra-articulaires nous paraissent devoir occuper une place prépondérante.

INDEX BIBLIOGRAPHIQUE

A. — Généralités

Historique. — Arthrites. — Tuberculose. — Traitements par l'Immobilisation, etc.

WISEMANN. — Several chir. Treatise. London, 1734.

LISFRANC. — Mémoire sur les tumeurs blanches (Arch. génér. de méd., 1826).

— Leçons cliniques (Gaz. des Hôp., 1847).

GERDY P. — Rem. sur l'anat. pathol. et le trait. des tumeurs blanc. des articulations (Arch. gén. de méd. 1840).

MALGAIGNE. — Note sur une nouvelle thérap. des tum. bl. (Journal de Chir., 1843).

BONNET (DE LYON). — Traité des maladies des articulations, 1845.

SAYRE — Leç. clin. de chir. orthop.

BOUVIER. — Leç. sur les mal. de l'appar. locom.

CHELIUS. — (Handb. der Chir., 1857).

PITHA UND BILLROTH. — Traité de Chir., 1865.

PANAS. — Art. tuberculose in Dict. prat. de méd. et chir., 1865.

CORNIL. — Tuberc. in Arch. de physiol., 1867.

KÖSTER. — Tuberc. in Arch. de Virchow. Tom. XLVIII, 1869.

BILLROTH UND MENZEL. — Tub. in Arch. de Langenbeck, 1870.

REVHER. — Tub. in Deutsch. Zeit. f. Chir. Tom. IV. 1873.

GOSSELIN. — Dict. de méd. et chir. prat., 1879.

CH. NÉLATON. — La tuberc. dans les affect. chir., 1883.

KŒNIG. — Die tuberc. der Knochen und Gelenke. Berlin, 1884.

LAUENSTEIN. — Tuberc. in Centralb. f. Chir., 1884.

KRASKE. — Tuberc. in Centralb. f. Chir., 1885.

HEIDENHAIN. — Dissert. inaug. Halle, 1886.

DE PAOLI. — Des Tub. in Acad. de Torino, 1887.

BILLROTH ET VON WINIWARTER. — Path. et thér. chir. spéc.. 1887.

Collect. des C.-R. de l'Acad. de New-York, 1886-1898

VERNEUIL. — Etude expér. et clin. sur la Tuberc. Paris, 1888.

PRODÈSE DE KARKOFF. — Congrès russe, 1889.

FÉDOR KRAUSE. — De Tub. in Berlin Klin. Woch., 1889.

HELFERICH VON GREIFSWALD. — Weiter Mitth. über die bogr. resect.
    des Kniegels in Arch. f. Klin. Chir. 46e B., 3e Heft.

KIRMISSON. — Tuberc. on. etc. in Revue d'Orthop., 1890-1897.
    — De l'ignipuncture intra-articul. dans trait. des arthrites tuberc.
    in Union Méd., 1894.

D'URSO. — Ric. spér. sul. tuberc. chir. Policlin. Roma, 1895.

V. MÉNARD. — Tuberc. du genou, etc., in Revue d'Orthopédie, 1874.

ARB. LANE. — De l'emploi du soufre en chir. The Lancet, 7 avr. 1894.

EDM. LEBRUN. — Des ostéo-arthr. tuberc. et de leur trait. ; in Annales
    de la Soc. belge de Chir., 1894.

DUPLAY ET RECLUS. — Traité de Chir.

BOUCHARD ET DESPRÉS. — Art. tum. bl. in Dict. de méd. et de thérap.

A. BOUCHARD. — Pathol. ext.

V. GIBNEY. — De l'ostéite tuberc. du genou in The americ. Journ. of
    the med. sc. ; oct. 1893.

HAYDENREICH. — Tub. in dict. encyclop. des sc. méd.

FORGUE ET RECLUS. — Société de thér. chir., 1898.

OLLIER. — in Traité des résections.

J. BIRCKEL. — De la résect. du genou. Paris, 1889.

E. ESTOR. — Tuberc. chirurg. in Nouv. Montpellier Méd., 1894, mars.

B. — Des injections modificatrices intraarticulaires

Disc. sur les inject. iodées dans le trait. des altérat. oss. ou articul.
    etc., in Bulletin de la Soc. de Chir., 1859.

M. SÉE. — Art. sur les Inject. in Bull. et Mém. Soc. chir. 1882.

LE FORT. — Inject. In Bull. et Mém. Soc. de Chir. Paris 1879 et
    et 1884-1889.

BLAIZOT. — Traitement des tuberc. par inject., 1890.

J. REBOUL. — Trait. de la tuberc. des os et artic. etc. Thèse de
    Paris, 1890.

WILHELM. — Rapp., in Bull. Soc. de méd. de Gand, 1890.

LE DENTU. — Tuberc. loc. et trait., in Gaz. méd. Paris, 1890.

Bull. de Soc. de Chir. Art. inject., 1890.

DUPLAY ET CAZIN. — Comm. in Congrès de Moscou.

VERNEUIL. — Trait. par l'iodof. Cong. pour l'étude de la tuberc., 1891.

ED. LEBRUN. — Iodof. In Ann. Soc. belge chir., 1894.

LABORDE. — Inject. cavit. dans le trait. des tum. bl.

MARTEL. — De l'éther iodof. dans le trait. des tum. bl.

PÉCHIN. — Du trait. des tum. bl. Thèse de Paris, 1897.

LUCAS-CHAMPIONNIÈRE. — Comm. in Congr. fr. de Chir., 1899.

CALOT. — Art. sur trait. des tum. bl., in Presse méd., 1899.

Congrès fr. de Chir. Commun sur tub. chir., 1891-98.

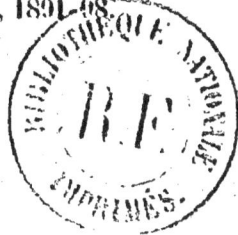

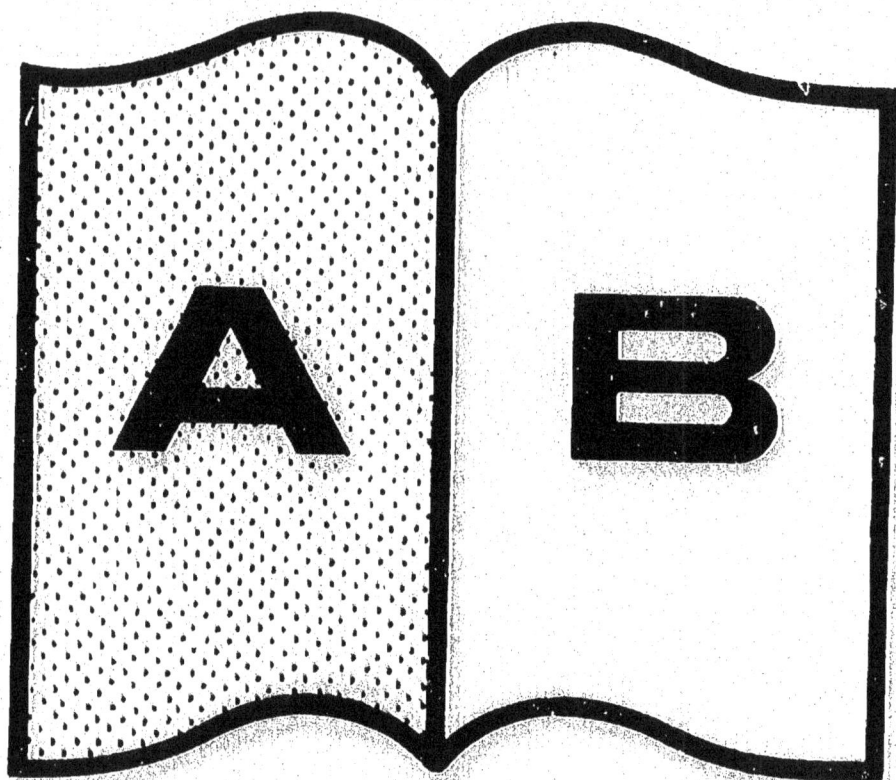

Contraste insuffisant

NF Z 43-120-14

www.ingramcontent.com/pod-product-compliance
Lightning Source LLC
Chambersburg PA
CBHW071837200326
41519CB00016B/4148